U0263988

高新技术科普丛书

量体裁药不是梦

——从基因到个体化用药

主 编◎黄 民 毕惠嫦 陈 孝

广东省出版集团
广东科技出版社
·广州·

图书在版编目（CIP）数据

量体裁药不是梦：从基因到个体化用药 / 黄民，毕惠嫦，陈孝主编.—广州：广东科技出版社，2011.5

（高新技术科普丛书）

ISBN 978-7-5359-5434-3

Ⅰ．①量… Ⅱ．①黄…②毕…③陈… Ⅲ．①基因治疗；药物疗法—普及读物 Ⅳ．①R394-49 ②R453-49

中国版本图书馆CIP数据核字（2010）第239689号

项目策划：崔坚志
责任编辑：罗孝政 区燕宜
美术总监：林少娟
封面设计：友间文化
责任校对：梁小帆
责任印制：罗华之
出版发行：广东科技出版社
　　　　　（广州市环市东路水荫路11号　邮政编码：510075）
E-mail：gdkjzbb@21cn.com
http://www.gdstp.com.cn
经　销：广东新华发行集团股份有限公司
排　版：广州市友间文化传播有限公司
印　刷：佛山市浩文彩色印刷有限公司
　　　　　（佛山市南海区狮山科技工业园A区　邮政编码：528225）
规　格：889mm×1194mm　1/32　印张5　字数120千
版　次：2011年5月第1版
　　　　　2011年5月第1次印刷
定　价：16.00元

《高新技术科普丛书》编委会

本套丛书的创作和出版由广州市科技和信息化局、广州市科技进步基金会资助。

序 一 *Preface*

精彩绝伦的广州亚运会开幕式，流光溢彩、美轮美奂的广州灯光夜景，令广州一夜成名，也充分展示了广州在高新技术发展中取得的成就。这种高新科技与艺术的完美结合，在受到世界各国传媒和亚运会来宾的热烈赞扬的同时，也使广州人民倍感自豪，并唤起了公众科技创新的意识和对科技创新的关注。

广州，这座南中国最具活力的现代化城市，诞生了中国第一家免费电子邮局；拥有全国城市中位列第一的网民数量；广州的装备制造、生物医药、电子信息等高新技术产业发展迅猛。将这些高新技术知识普及给公众，以提高公众的科学素养，具有现实和深远的意义，也是我们科学工作者责无旁贷的历史使命。为此，广州市科技和信息化局与广州市科技进步基金会资助推出《高新技术科普丛书》。这又是广州一件有重大意义的科普盛事，这将为人们提供打开科学大门、了解高新技术的"金钥匙"。

丛书在今年将出版14本，内容包括生物医学、电子信息以及新能源、新材料等三大板块，有《量体裁药不是梦——从基因到个体化用药》《网事真不如烟——互联网的现在与未来》《上天入地觅"新能"——新能源和可再生能源》《探"显"之旅——近代平板显示技术》《七彩霓裳新光源——LED与现代生活》以及关于干细胞、生物导弹、分子诊断、基因药物、软件、物联网、数字家庭、新材料、电动汽车等多方面的图书。

我长期从事医学科研和临床医学工作，深深了解生物医学对于今后医学发展的划时代意义，深知医学是与人文科学联系最密切的一门学科。因此，在宣传高新科技知识的同时，要注意与人文思想相结合。传播科学知识，不能视为单纯的自然科学，必须融汇人文科学的知识。这些科普图书正是秉持这样的理念，把人文科学融汇于全书的字里行间，让读者爱不释手。

丛书采用了吸收新闻元素、流行元素并予以创新的写法，充分体现了海纳百川、兼收并蓄的岭南文化特色。并按照当今"读图时代"的理念，加插了大量故事化、生活化的生动活泼的插图，把复杂的科技原理变成浅显易懂的图解，使整套丛书集科学性、通俗性、趣味性、艺术性于一体，美不胜收。

我一向认为，科技知识深奥广博，又与千家万户息息相关。因此科普工作与科研工作一样重要，唯有用科研的精神和态度来对待科普创作，才有可能出精品。用准确生动、深入浅出的形式，把深奥的科技知识和精邃的科学方法向大众传播，使大众读得懂、喜欢读，并有所感悟，这是我本人多年来一直最想做的事情之一。

我欣喜地看到，广东省科普作家协会的专家们与来自广州地区研发单位的作者们一道，在这方面成功地开创了一条科普创作新路。我衷心祝愿广州市的科普工作和科普创作不断取得更大的成就！

中国工程院院士　钟南山

二〇一一年四月

序二 *Preface*

让高新科学技术星火燎原

21世纪第二个十年伊始，广州就迎来喜事连连。广州亚运会成功举办，这是亚洲体育界的盛事；《高新技术科普丛书》面世，这是广州科普界的喜事。

改革开放30多年来，广州在经济、科技、文化等各方面都取得了惊人的飞跃发展，城市面貌也变得越来越美。手机、电脑、互联网、液晶电视大屏幕、风光互补路灯等高新技术产品遍布广州，让广大人民群众的生活变得越来越美好，学习和工作越来越方便；同时，也激发了人们，特别是青少年对科学的向往和对高新技术的好奇心。所有这些都使广州形成了关注科技进步的社会氛围。

然而，如果仅限于以上对高新技术产品的感性认识，那还是远远不够的。广州要在21世纪继续保持和发挥全国领先的作用，最重要的是要培养出在科学领域敢于突破、敢于独创的领军人才，以及在高新技术研究开发领域勇于创新的尖端人才。

那么，怎样才能培养出拔尖的优秀人才呢？我想，著名科学家爱因斯坦在他的"自传"里写的一段话就很有启发意义："在12～16岁的时候，我熟悉了基础数学，包括微积分原理。这时，我幸运地接触到一些书，它们在逻辑严密性方面并不太严格，但是能够简单明了地突出基本思想。"他还明确地点出了其中的一本书："我还幸运地从一部卓越的通俗读物（伯恩斯坦的《自然科学通俗读本》）中知道了整个自然领域里的主要成果和方法，这部著作几乎完全局限于定性的叙述，这是一部我聚精会神地阅读了的著作。"——实际上，除了爱因斯坦以外，有许多著名科学家（以至社会科学家、文学家等），也都曾满怀感激地回忆过令他们的人生轨迹指向杰出和伟大的科普图书。

由此可见，广州市科技和信息化局与广州市科技进步基金会，联袂组织奋斗在科研与开发一线的科技人员创作本专业的科普图书，并邀请广东科普作家指导创作，这对广州今后的科技创新和人才培养，是一件具有深远战略意义的大事。

这套丛书的内容涵盖电子信息、新能源、新材料以及生物医学等领域，这些学科及其产业，都是近年来广州重点发展并取得较大成就的高新科技亮点。因此这套丛书不仅将普及科学知识，宣传广州高新技术研究和开发的成就，同时也将激励科技人员去抢占更高的科技制高点，为广州今后的科技、经济、社会全面发展作出更大贡献，并进一步推动广州的科技普及和科普创作事业发展，在全社会营造出有利于科技创新的良好氛围，促进优秀科技人才的茁壮成长，为广州在21世纪再创高科技辉煌打下坚实的基础！

中国科学院院士　张景中

二〇一一年四月

前言 *Foreword*

　　普天之下，每一位裁缝都希望缝出的衣服能贴合客人身材，一寸不长，一分不短，因此细心地度量、精心地剪裁。此所谓量体裁衣。

　　古往今来，每一位医生都想为患者开出恰到好处的处方，药量一点不多，一点不少，因此耐心地检查、悉心地诊断。此可谓"量体裁药"。

　　五千年来，人们一直为了"量体裁药"这个梦想在不懈地努力。

　　谁又能真正实现这个人类千古之梦呢？

　　历史的车轮在前进，科技不断在发展，安全而准确地用药越来越受到人们的重视。当人们跨入21世纪，好消息不断传来。2004年10月21日《自然》杂志公布了人类基因组的完整序列，跨出了解读基因天书的第一步。为此，人类耗时10年，耗资30亿美元；而2010年的今天，人们只需1万美元，就可以完成一个人的基因组测序。

　　现代基因检查技术的新突破，使个体化用药也迈上了一个新台阶。可以预见，在不久的将来，为个人进行基因组测序有望成为常人支付得起的普通医学检查，安全而准确的个体化用药也指日可待。

本书分五章，结合编者的研究工作，为读者介绍了以基因检测为基础、个体化用药为核心，基因导向个体化药物治疗的新模式，生动活泼地为读者展示了安全用药的新面貌。

编者有一个愿望，希望每一个读者都读得懂、喜欢读这本书。因此，本书的编排参照国际上科普读物的流行元素，进行了创新。本书的内容分为正文及延伸阅读两部分。只要具有初中毕业以上的文化水平，就可以读懂正文部分，并对全书内容有完整的了解。对于那些追求更深入、更完整知识的读者，可以继续阅读延伸部分的内容，以满足你旺盛的求知欲。

展望未来，跨入了21世纪的我们，已经有足够的底气说出：量体裁药不是梦！

目 录 Contents

一 真的要因人而异地进行药物治疗吗

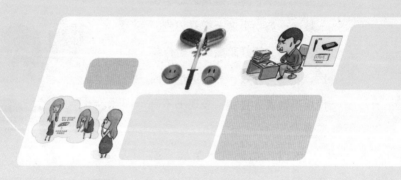

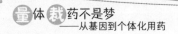

药物是把双刃剑

人的一生，不与医药打交道，是不可能的。"人食五谷，孰能无病？"生病之后又岂能无药？正所谓"有医必有药，无药不成医"。

古人亦云："是药三分毒，无毒不是药。"药物就像是酒，适当饮之如甘醇，滥用之却会误入歧途；药物更像一把双刃剑，一边可以"斩妖除魔"，治疗疾病，表现为疗效；另一边也可因使用不当害人性命，表现出不良反应。

药物是把双刃剑

一边是疗效，一边是不良反应

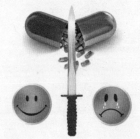

所以，药物可以防病、治病、保命，但药物的不良反应也会令人丢掉小命。我们一起来看看下面一则关于药物不良反应的新闻。

小·故事

减肥药曲美下架，诺美婷撤市
——不良反应，害了卿卿性命

正当妙龄的时尚女性，追求苗条身材，以为要到了苗条就等同于追求到幸福。而减肥，真是个艰苦的过程：节食太苦，运动太累。而减肥药，似乎是最好的选择。但是……

2010年10月8日，美国食品和药物管理局（FDA）发表通告表示，因临床试验显示诺美婷（主要成分为西布曲明）可增加服用者患心脏病及中风的风险，生产商美国雅培公司已同意将其撤出美国市场。

2010年10月30日，我国国家食品药品监督管理局也正式发布通告，停止西布曲明制剂和原料药在我国的生产、销售和使用，已上市销售的药品由生产企业负责召回销毁。

说到西布曲明，你可能并不熟悉，但你可能听说过曲美、澳曲轻、可秀、曲婷、浦秀、亭立这些在电视上铺天盖地发布广告、大明星代言的减肥药。它们的主要成分就是西布曲明。

通告一出，占据中国减肥市场半壁江山的"曲美"全面下架，彻底退出爱美女士的生活。曾风靡全球的处方减肥药诺美婷，目前也面临停止销售的局面。同时退出的，还有不少含有西布曲明的减肥药。

西布曲明，原本是一种中枢神经抑制剂，用于抗抑郁，具

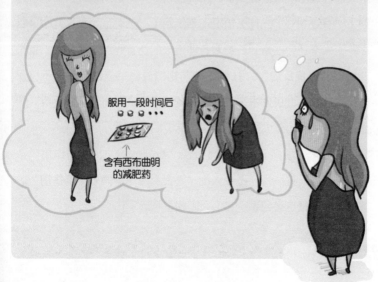

服用一段时间后

含有西布曲明的减肥药

有兴奋、抑食等作用。后来发现其能抑食，具有减肥作用，便成为全球畅销的处方减肥药。然而，西布曲明也可能引起血压升高、心率加快、肝功能异常等副作用。欧洲药品监管部门在批准诺美婷上市后进行的后续调查中发现，诺美婷服用者发生心脏病、中风等的风险比对照人群高16%，而体重减轻百分率只比对照人群高2.5%。

沉迷减肥药追求苗条身材的时尚女士们，怎么也想不到全世界广泛使用的减肥药物会和心脏病、中风这些名词挂上钩，怎么也想不到减肥药的不良反应还可能会害了卿卿性命！

警钟再次敲响：药物，可真是一把双刃剑！

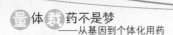

形影不离的疗效与不良反应

打开一张药品说明书，你会关注什么内容？大家除了关注这药用来治什么（"适应证"）、怎样服用（"用法用量"）、是否过期（"有效期"）、什么情况下不能用（"禁忌证"）这几个条目之外，大家还会注意到药物对身体造成的伤害吗？这些伤害，就是药物的"不良反应"，几乎每种药物的说明书上都会有"不良反应"这一栏。就说明书来说，药物的"适应证"与"不良反应"就像一对连体婴，总会同时出现在药品说明书上面。

在日常生活中，我们常常听说"毒副作用"、"副作用"、"不良反应"这些词，不少人把"不良反应"等同于"副作用"。其实，并不是这么回事，它们之间相差可远了！

黑色病历01——阿司匹林这把双刃剑

　　家住广州天河的小龙，是新时代的"白骨精"（白领、骨干、精英），为了事业奔走忙碌，做了几年的"空中飞人"到各地巡视业务，食无定时也是常事，长年下来不是胃痛就是头痛。在他的口袋里，除了装着iPhone手机、签字笔，就是治疗头痛的阿司匹林。平时每天吃1片就可缓解头痛症状，但今天吃了2片还不顶用，于是他吃了第3片。过了一会儿，头不痛了，而肚子却剧烈痛起来。到省人民医院检查：哎呀，不得了，竟然是胃出血！医生告诉小龙：由于服用阿司匹林过量，原有的轻微胃溃疡加重，溃疡扩大并引起胃大出血。

　　意想不到吧？大家一直以为非常"安全"的百年老药阿司匹林，竟然会引起如此严重的不良反应！它在解热镇痛方面的应用已有百年历史，而在抑制血小板聚集、抑制血栓形成方面，也形成了"独步江湖"、"风头无两"的景象。但是，它却可能伤害我们的胃，引起胃溃疡等严重不良反应。

　　阿司匹林，无疑是双刃剑的典型代表之一。

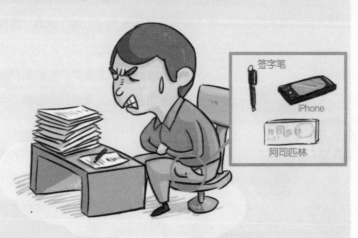

签字笔

iPhone

阿司匹林

一　真的要因人而异地进行药物治疗吗

事实胜于雄辩。1994年权威杂志*JAMA*（美国医学会杂志）的一项大规模人群调查表明，美国发生严重药物不良反应的住院患者数约为221万，其中约10万名患者因致命性药物不良反应而丧生，在全部死亡原因中位列第4。

由此可见，避免严重不良反应的发生，提高药物的安全性已经到了刻不容缓的地步，安全用药已成为世界性的公共医疗卫生问题。

你想知道这其中的奥秘吗？那就让我们一起来了解药物疗效和不良反应之间的关系，以及药物在我们身体内变化的过程吧。

"不良反应"指的是合格药品在正常用法、用量下，出现的与用药目的无关，并给患者带来不适或痛苦的所有有害反应，包括副作用、毒性反应、变态反应、继发反应、后遗效应、致癌作用、致畸作用等。比如，大家都很熟悉的青霉素类抗生素，在质量合格而且用法和用量都正确的情况下，在一部分患者身上还是会出现过敏反应（如皮疹）。这种情况下，青霉素所产生的"抗菌"作用就是其用药目的或治疗作用，而与治疗目的无关的"过敏"反应（即变态反应）则属于"不良反应"。

小故事中的曲美、诺美婷，它们的用药目的和治疗作用是减肥，而增加心脏病及中风的风险，则是它们的不良反应了。

从左图我们可以很清楚地看到，"副作用"和"毒性反应"只是众多药物不良反应中的两种类型，合称"毒副作用"，但还不是"不良反应"的全部。

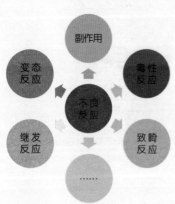

先说说"毒性反应"吧。它指的是在正常治疗量下出现的急性或慢性毒性反应，这是药物的固有作用，与剂量明显相关，例如，药物引起的肝、肾功能损害等。

"变态反应"呢，就是那些因为药物的刺激引起的异常免疫反应（也叫过敏反应），如前述的青霉素过敏反应。

"后遗效应"则指停药后药物遗留的生理效应。这个很容易理解，例如，晚上我们吃了安眠药，翌晨仍有困倦、思睡等现象，就是安眠药的后遗效应，亦称"宿醉"作用。

"致畸反应、致癌反应"，不说大家也知道，就是药物引起的胚胎发育畸形或药物长期使用所诱发的恶性肿瘤。

其他的药物不良反应，还包括特异质反应、药物依赖性、首剂效应、停药反跳等，在此不一一详述了。

回到我们最关心的"副作用"，它是"正常用法用量下引起的与防治目的无关的不适作用"。例如，前面说到的阿司匹林以解热镇痛为用药目的时，其他如损伤胃黏膜、阻止血小板聚集和抗凝血作用就是其副作用了。一些药物的"副作用"与"治疗作用"在一定条件下还可以互相转化：相同的一种生理效应，在某种治疗目的时，表现为治疗效应（疗效）；在另一种治疗目的时却表现为副作用——真是变脸比翻书还要快！例如，"阿托品"这个药物，由于能抑制唾液分泌，在治疗胃肠道痉挛性疼痛时，可引起口干，表现为副作用；但在乙醚麻醉时使用阿托品，却能抑制乙醚引起的唾液过度分泌，表现为疗效。所以，任何事物都有其两面性，是副作用还是治疗作用，是好是坏，就要看我们是以什么作为治疗目的，又是如何使用药物的。

如此看来，"疗效"与"不良反应"的关系确实如影相随。

既然"疗效"与"不良反应"的关系那么亲密，那么我们有没有办法，用一些直接或间接的指标来把握它们之间的尺度呢？

别急，在找出答案前，让我们先去弄清楚药物在机体内的一些奇妙的变化过程。

药物在体内的奇妙变化过程及参与其中的关键角色

药物在体内的"生老病死"——药物在体内的ADME过程

药物进入机体后，行走于机体的各部位，并在各个"靶器官"（作用部位）发挥它的药理作用，这其实是一个与疾病征战的过程。药物在机体的命运，跟我们"生老病死"的生命历程非常相似：我们通过口服、打针等各种途径服药后，药物在体内会被吸收（Absorption，A）进入血液循环系统（但静脉注射或静脉滴注时药物直接进入血液循环，不存在吸收过程），随着血流抵达各组织器官（分布，Distribution，D），在特定的部位发挥疗效，或在机体的代谢场所被改造为其他物质（代谢，Metabolism，M），然后通过排泄（Excretion，E）器官排出我们的身体。这些动态变化过程（简写为ADME）就是药物代谢动力学（简称药代动力学或药动学）所研究的内容。药物吸收的快慢与程度，分布、代谢、排泄的快慢与程度每个人都不相同，它们都会直接影响药物在作用部位的浓度和作用持续时间，从而产生因人而异的药物作用效果。

因此，药物在体内的吸收、分布、代谢和排泄过程是药物发挥作用、产生治疗效果的基础，是医生为每位患者制订用药方案

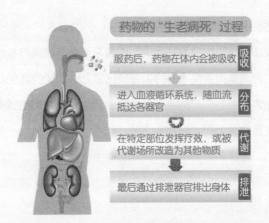

药物的"生老病死"过程

服药后，药物在体内会被吸收　**吸收**

进入血液循环系统，随血流抵达各器官　**分布**

在特定部位发挥疗效，或被代谢场所改造为其他物质　**代谢**

最后通过排泄器官排出身体　**排泄**

的依据。了解到这一点，就不难理解为什么我们要进行个体化的药物治疗，因为个体化药物治疗都是围绕着药物在每个人血液中的浓度和药物在体内的"生老病死"过程进行的。

吸收

吸收的概念，大家都不陌生。广告都在讲，"某某钙片吸收好，一片顶过去五片"；有时医生也会跟你说，"你吃的维生素吸收得不好"。

吸收，其实就是用药后药物进入我们体内血液循环的过程。药物吸收的速度能影响药物产生作用的快慢，而药物的吸收程度可影响药物作用的强弱。

我们常说的"打针吃药"就是两种常见的"给药"方式。其中，最为大家熟悉的方式就是"吃药"——口服药物，所有的口服药物都存在吸收的过程，而这种过程基本上发生在胃肠道中。"打针"常指的是肌内注射、皮下注射或静脉注射。还有其他的给药方式，例如经皮给药、舌下给药等。值得提醒的是，静脉注射是直接将药物注入我们的血液里，这种方式不存在吸收的过程。

一

真的要因人而异地进行药物治疗吗

分布

血液系统在机体内如同河流，而各组织器官如同码头。大大小小的河流形成体内的交通网络。在"河流"上漂流的药物可以到达并停靠在体内的各个"码头"——这种药物从血液到组织器官之间的转运现象称为分布。药物在这些"码头"停靠的时间和停留的量都不相同，导致药物在不同组织器官的浓度高低不一，而药物在体内分布的浓度又与疗效、不良反应关系密切。因此，药物的分布对于评价药物治疗的安全性和有效性有着重要的意义。

代谢

对于人体来说，药物是外来物质，是不速之客。我们的身体天生具有抵抗或改造不速之客的能力，目的是将外来物扫地出门。而"改造"药物的这一过程，称之为代谢。

这些"改造"大都由一些专门的酶来催化完成（统称为药物代谢酶）。我们身体内最大最主要的改造车间是肝脏。肝脏里有许多各司其职的"改造工程师"（药物代谢酶）：他们能把"没什么活力的不速之客"（无活性或活性低的药物），装上个动力驱动装置，使之变成有"活力的客人"（活性药物）；他们也可以对"太活泼太调皮的外来客"（活性药物或毒性药物）进行改造，卸掉他的动力驱动装置，让他变成"安静乖巧的客人"（无活性或活性减弱或无毒性药物）；此外，他们还能调节体内"钉子户"（如在机体滞留的脂溶性药物等）的控制程序，让他转化为更容易离开机体的物质（水溶性物质）。这些"工程师"（药物代谢酶）对"不速之客"（药物）的这些改造过程就是药物代谢过程，在这个过程中，药物代谢酶发挥了举足轻重的作用。

排泄

药物在身体内行走一回后，最终会被机体"扫地出门"——体内药物或其代谢物通过排泄器官排出体外的过程，就称之为排泄。这一过程与代谢过程紧密相连，所以它与代谢统称为药物消除。排泄器官主要是肾脏，即通过尿液排泄。另外，药物还可以通过胆汁和粪便等进行排泄。从药物离开身体的那一刻起，它在身体内的奇妙旅程就结束了。

药物代谢酶——发挥"大作用"的"小东西"

前面提到的药物在人体内的奇妙变化过程中，药物代谢酶是最重要的影响因素之一。而本书所要探讨的基因导向的个体化用药，也是在药物代谢酶这个环节上大做文章。

人体对药物的反应是一个复杂、动态的过程，涉及很多环节及不同器官的共同作用。药物代谢酶就是其中发挥"大作用"的"小东西"。

药物代谢酶可以根据它们起的不同作用分为Ⅰ相代谢酶和Ⅱ相代谢酶，Ⅰ或者Ⅱ并不是指它们起作用的顺序，只是人为的命名。

接下来我们来了解一下这些"小家伙"是怎样组成"大家族"，以及怎样发挥它们的"大作用"吧。

细胞色素P450酶——Ⅰ相代谢酶家族中的猛将

肝脏和肠道是主要的药物代谢场所。人的肝脏和肠道中有叫做"细胞色素P450酶（CYPs）"的蛋白质，是由很多不同成员组成的"大家族"，这个"赫赫有名"的大家族可以分解药物分子，或者改变药物的结构、降解药物分子，最终使药物易于排出体外。细胞色素P450酶就是Ⅰ相代谢酶家族中最主要、最重要的一员猛将了。

细胞色素P450酶家族成员众多，它们一起参与了约90%临床药物的代谢。特别是其中的CYP3A4，它是药物代谢的重量级人物，肝脏和肠道都有它的"地盘"，承担了临床上50%药物的加工过程——真是"能者多劳"的典范！

当然，在细胞色素P450酶家族成员里并不是每个技术员都能奉公守法，常常也会做出一些搞破坏的恶行。这其中最不可小觑的就是CYP1A2这个家伙。它基本集中分布在肝脏里面，有时会搞搞破坏。油炸食品、香烟、煤油、石油、农业化肥中含有有害物质芳香胺和杂环胺类，人类一旦接触吸收了这些物质，就会在体内被它转化成各种直接致癌的物质。例如，当它遇到发霉食物上的黄曲霉素后，就会使后者立即变成致癌物质，因此，千万别食用发霉的食物哦。CYP1A2这家伙呀，搞起破坏来，就会把坏东西变得更毒了！

小·故事

你醉美景，我醉茶！

有一种场景总让人如痴如醉：寒冷冬夜，冻雨敲窗，屋内炉火正旺，暖意融融，三五知己围炉而坐，手捧香茗，高谈阔论！如此良辰美景总让人不胜神往。

人们喜欢一边"呷"茶（品茗），一边欣赏美景。茶，气味芳香，且能提神解困。有的人品了大量的茶后，仍能呼呼入睡，但有的人却会因几杯香茗而导致彻夜不眠——这就是所谓"醉茶现象"。"破睡见茶功"是唐代诗人白居易对此景的形象描述。

同样的一壶茶，为什么有的人会"醉"而有的人啥事都没有呢？这是因为茶里含一种能兴奋中枢神经，使人精神亢奋的成分——咖啡因（咖啡碱）。咖啡因在体内也是由上文提到的CYP1A2这个酶催化进行代谢的，而每个人体内这个酶的活性并不一样。大部分人体内的这个酶能迅速将咖啡因代谢，不会在体内滞留而产生过度的中枢兴奋现象；但少部分人的CYP1A2基因发生了突变，它代谢咖啡因的能力就会骤减，以致咖啡因在体内浓度过高，使中枢神经系统处于亢奋状态，导致这些人"醉茶"。所以，寻根究底，原来是CYP1A2酶的"基因多态性"导致这些人"醉茶"。而"基因多态性"又是怎么回事呢？让我们一起往下看吧。

延伸阅读

细胞色素P450氧化酶（Cytochrome P450，CYP450）是一类参与内源性和外源性化合物代谢的同工酶，属于混合功能氧化酶系统中的一种。因其与CO作用后，一定的条件下在450nm处有一个吸收高峰，故被命名为CYP450。CYP450家族是根据"血缘关系远近"（氨基酸序列相同程度）来命名的。"血缘关系"比较近的（氨基酸序列有40%以上一致），就组成了一个家族，如CYP1、CYP2、CYP3等；"血缘关系"再近点的（氨基酸序列55%以上相同），就组成了一个"家庭"（亚型），如CYP1A、CYP2C、CYP3A等。而"家庭"中的具体某个成员（某个酶），则再赋予相应编号，如CYP3A4、CYP3A5等。在人体肝细胞中CYP450以CYP1、CYP2和CYP3为主，占到肝脏CYP450总量的70%，并与大部分药物及毒物的代谢有关。除在肝内存在外，在体内其他一些组织，如小肠、胰腺、脑、肺、肾、骨髓、皮肤等组织中也有CYP450的存在。药物代谢的"大功臣"，CYP450当之无愧！

一
真的要因人而异地进行药物治疗吗

二次加工的能手——药物代谢转移酶

药物代谢转移酶属于Ⅱ相代谢酶，它们可以跟脂溶性药物（通常是机体的"钉子户"）结合，把糖基等一些水溶性很强的"零件"（化学基团）连接到药物上；也可以接过细胞色素P450酶家族的"接力棒"，把Ⅰ相代谢酶添上的"小零件"当成接口，继续接上一个水溶性更强的基团，进一步促进改造后的药物排出体外。

Ⅱ相代谢酶的活性也因人而异，且与年龄、性别、饮食、疾病和遗传等因素有关，而这也是造成药物疗效或不良反应个体差异、需要个体化药物治疗的主要原因之一。

延伸阅读

Ⅱ相代谢酶主要有谷胱甘肽S-转移酶（GST）、尿苷二磷酸-葡萄糖醛酸转移酶（UGT）、硫嘌呤甲基转移酶（TPMT）、N-乙酰化转移酶（NAT）等。

UGT可以催化药物、类固醇激素和甲状腺激素等跟水溶性很强的葡萄糖醛酸结合，还参与胆红素、某些脂肪酸、胆汁酸等体内物质的代谢。吗啡、氯霉素等药物主要的排出途径就是UGT介导的葡萄糖醛酸化。TPMT的主要作用是在药物分子的某个特定部位（硫原子）加上一个甲基。TPMT在抗肿瘤和免疫抑制剂6-巯基嘌呤、咪唑嘌呤和6-硫鸟嘌呤的体内代谢中起重要作用。

药物转运体——药物在体内的交通工具

人们发现，机体内存在大量把药物向不同方向转运的转运体，这些转运体是药物在体内的交通工具，使药物在体内的吸收、分布、代谢、排泄等过程得以顺利完成。因此，转运体的个体差异也可造成不同个体、不同种族对药物处置的差异。

这些转运体就像泵一样，把药物分子从细胞膜的一侧转运到另一侧；一部分转运体将药物"泵"出细胞外，而另一部分则可把药物转运入细胞内。向细胞外转运的转运体有P-糖蛋白和多药耐药蛋白，而向细胞内转运的转运体，包括有机阴离子转运多肽（OATP）、有机阴离子转运体（OAT）和有机阳离子转运体（OCT）等。

延伸阅读

P-糖蛋白存在于细胞膜上，是一种可以主动将一些药物分子从细胞内转移到细胞外的蛋白质。P-糖蛋白首先在肿瘤细胞上被发现，因为肿瘤细胞上有大量的P-糖蛋白，肿瘤细胞依靠这些转运蛋白把抗肿瘤药物排出去，这也是肿瘤细胞容易产生耐药性的原因之一；也因为如此，编码P-糖蛋白的基因被称为MDR1（多药耐药基因）。在电子显微镜下看，P-糖蛋白的形状就像一个"管子"，中心有很大的一个"孔"。这个"管子"在朝细胞外的一端是敞开的，在细胞内的一端是闭上的。它的功能相当强大，物质没有完全进入细胞内，它就能探测到并将这些物质泵出去，是一个真正的超级"真空疏水清洁工"。

 药物疗效判断的间接指标——血药浓度

有没有直接或间接的指标来把握疗效和不良反应之间的尺度呢？

答案是肯定的。

药物疗效的直接指标，首先要考虑它的药理作用，也就是效应指标。简单地说，就是用了这个药，病好了没有，好转了多少。这对于许多有明确效应指标的疾病来说，是可行的。比如服用抗高血压药治疗高血压时，我们可以在服药前后分别量一量患者的血压，看看服药后血压是否降低、降低了多少，来判断这个药物有没有疗效；而治疗糖尿病时，我们给患者抽点血，测一下血糖值，看看血糖变化的程度，来判断这种抗糖尿病药物是否有效。

但是，还有很多疾病的评判并没有如此可以具体量化的疗效指标，比如抗哮喘、抗器官移植后排斥反应时，我们就很难直接从药物的效应来判断。

那咋办呢？别急，聪明的科学家总会有办法的。

舞动双刃剑的是血药浓度

在药物代谢动力学这一学科里，血药浓度（药物在血液中的浓度）的高低为我们提供了药物疗效判断的间接指标，是药物效应的一个比较可靠的标准，特别是针对上面那些不容易把疗效量化的药物。科学研究已证实，药物的效应与药物在人体血液中的浓度有重要关系：血药浓度不够高，药物不起效；反过来，血药浓度太高了，药物就表现出严重的不良反应。

于是，我们可以通过检测血药浓度这个指标，来间接反映药物效应的程度，以便找出一个表示药物有效性和安全性的范围。

你吃的药吸收了多少？——生物利用度

一般来说，严重的不良反应是药理作用的延续，是在过高剂量时表现出来的效应，正所谓"物极必反"。而药物效应的轻重或好坏程度，是由药物进入到血液中的量决定的。若机体吸收药物太少或太慢，则既无治疗效应，也无毒副作用；吸收太多或太快，治疗效应又会被毒副作用所掩盖。所以，每一种药物被吸收的多少（数量）和快慢（速度），都须控制在一个安全有效的范围之内，这样才可以既发挥治疗效应，又不引发不良反应。

我们把药物被人体吸收的多少和快慢用一个指标来衡量，称为生物利用度。

打开"治疗窗"，我们会看到什么？

如果我们以服药后的血药浓度为纵坐标，以相应时间为横坐标，将各时间点的血药浓度连在一起，就会绘出一条由低至高又由高至低的山形曲线。请看这条曲线：当我们开始给药后，随着时间的增加，血中药物浓度越来越高，这是山形曲线左边的"上坡"部分；当到达山顶后，随着时间的增加，血中药物浓度越来越低，这是山形曲线右边的"下坡"部分。这条曲线形象地描述了药物在体内浓度变化的动态过程，它就是药物浓度—时间曲线，简称药—时曲线。

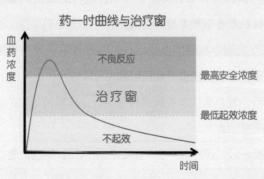

药—时曲线与治疗窗

一 真的要因人而异地进行药物治疗吗

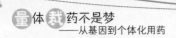

那什么是"治疗窗"？它是药—时曲线上药物最低起效浓度与最高安全浓度（即最低中毒浓度）之间的浓度范围。

打开窗，我们可以说亮话。打开窗，我们可以看到外面的明媚风光。而打开每种药物的治疗窗，我们会看到安全而有效的药物浓度范围。这正是医生为患者制订合理用药方案的依据。

在临床上常常碰到，年龄、体重相同的哮喘患者，即使用相同剂量的同种药物，在同一时间内，一部分患者的哮喘控制得很好，另一部分患者则无效，有一部分患者却发生不良反应，甚至出现严重的不良反应。

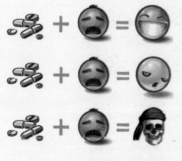

相同药物相同剂量的不同结果

对于容易发生这些情况的药物，临床上一般会对它进行血药浓度监测，以了解患者用药后血液中药物浓度的动态变化情况。对于血药浓度未达治疗窗的患者，可采取提高剂量的措施；而对于血药浓度超过治疗窗的患者，应立即减少服药剂量，从而避免不良反应的发生。

有了治疗窗，结合血药浓度监测，似乎我们就可以实现个体化药物治疗和用药方案调整了。然而，这种方案的调整是需要条件的。这往往要在前期常规用药后，才可监测血药浓度。也就是说，血药浓度监测存在时间上的滞后性。在我们获得血药浓度结果之前，严重的不良反应有可能已经发生了。

然而，我们希望能克服这种滞后性，实现预见性的因人而异的个体化药物治疗。

都是个体差异惹的祸
——导致药物治疗个体差异的原因

小·故事

为什么姐姐好了，妹妹还病着呢？

小蓓和小蕾是对双胞胎姐妹，她俩长得非常像，连体重、身高都一样。上周这对姐妹花得了风寒，开始发烧。爸爸妈妈把她们带到医院，医生给她们开了相同的药物，剂量也一样。可是过了两天，小蓓痊愈了，但小蕾还病快快地躺在床上。爸爸妈妈纳闷了，两个女儿吃了相同的药，为什么治疗效果相差这么远呢？

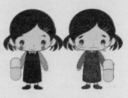

我俩吃了同样的药物和剂量，为啥不能一起好起来呢？

不同的患者服用同一种药物时，经常会产生不同的治疗效果。许多患者对此感到非常纳闷，为什么同样的药别人用了见效，自己用就没效，甚至引发更严重的不良反应？因此，不少人以为自己服用的是假药。这到底是怎么回事？同一种药物为什么对不同的人会产生不同的作用？为什么患者对药物的疗效与不良反应如此不一样呢？

你别说，这还真是"个体差异"惹的祸。即使是体重、身高一样的双胞胎（异卵双生子），也可因遗传基因不同而产生不同的药物治疗反应；甚至是同卵双生子，也可能因后天的非遗传因素而导致不同的药物治疗反应的差异。

这些造成药物治疗个体差异的因素，正是下文我们要探索的主题。

一　真的要因人而异地进行药物治疗吗

不同的人对大多数药物反应存在着差异性，也就是个体差异。导致药物治疗个体差异的原因有很多，包括身高、体重、性别、年龄、合并症、病程、机体功能、环境因素、种族差异等因素。概括地说，这些因素可分为非遗传因素及遗传因素。

下面，我们来看看造成药物治疗个体差异的一些常见原因吧。

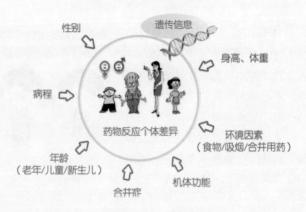

药物个体反应差异机制

性别

遗传信息

身高、体重

病程

药物反应个体差异

环境因素
（食物/吸烟/合并用药）

年龄
（老年/儿童/新生儿）

机体功能

合并症

"小儿减量"——年龄与体重

"小儿减量"，我们经常会在药品说明书上看到类似的字眼。如果我们要保证大小不同的两只杯里盐水的浓度一样，那就必须在小杯的水里少放一点盐。同样道理，儿童的血液量比成人少，为了保证儿童体内血液中的药物浓度与成人相当，儿童服药量要

小朋友的服药剂量与成年人的不同，须通过体重换算找出合适的药物剂量。

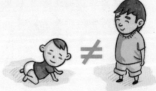

比成人适当减少。如果小儿服用成人剂量，血液中的药物浓度会过高，容易发生不良反应。一般情况下，医生会根据儿童的体重，换算出合适的服药量。

"男女有别" ——性别

"男女有别"是句老话，医学领域的研究也发现了这个事实。两性在病征、药物反应以及对疼痛的感受等方面都是不同的。

从身体本质来说，人类的普通细胞、普通组织和普通器官（性器官除外），在两性间是没有明显差别的，男女之间的差别在于激素水平。由于激素水平不同，男女分解药物的方式也有所不同。

近年来研究表明，人体内分泌的一些激素会对药物代谢酶系产生诱导作用。由于男女体内这些激素的相对水平不一致，尤其是孕妇，也会导致同一种药物的个体差异。

男女体内激素的相对水平差异，也会导致同一种药物的个体差异。

西柚汁、烟和酒——饮食与生活习惯

如今市面上的水果五花八门，果汁饮料名目繁多，相信很多人爱吃西柚也爱喝西柚汁。殊不知西柚汁对药物代谢酶有强烈的抑制作用，与药物一起服用，会造成某些药物代谢减慢、血药浓度升高，在正常药物剂量下也会引发不良反应。所以，看病时要问问医生能不能喝西柚汁才能买哦。

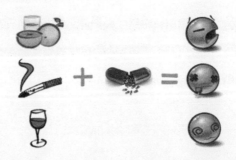

另外，我们知道吸烟、酗酒都有害健康。事实上，吸烟与酗酒还会不同程度地影响相关药物代谢酶。可见，不健康的生活方式造成的负面影响，是方方面面的。因此，赶紧让身边的亲朋好友戒烟限酒吧。

"相生相克"——药物相互作用

亲爱的朋友，当你拿起一份药品说明书，会不会注意到上面都有一个条目，叫做"药物相互作用"呢？

如今新药品种越来越多，用途也越来越广泛，医生经常是同时开几种药物让我们服用。而临床常常观察到一种药物与其他药物合用时，与单独使用时的效应有显著的改变，这就是药物的相互作用。药物相互作用可能会导致治疗窗窄的药物更容易发生不良反应或失效，从而出现药物相互作用导致的个体差异。

药物相互作用引致的结果多种多样，按效应来分主要为提高药效、降低毒性的协同作用，和降低药效、加重毒性的拮抗作用两种。

产生药物相互作用的原因有很多。最多的情况是合用的药物改变了原药物的药物代谢动力学性质。也就是说，合用的药物影响了原药物在机体的吸收、分布、代谢和排泄过程。例如，前述的药物代谢酶，不仅可以因人与人之间遗传因素的差异造成每个人酶的活性不一样，还可以被另外的药物或物质诱导或抑制，从而造成酶活性的增强或减弱，使得由此代谢酶代谢的药物在血液中的浓度发生改变，从而导致药物效应的改变。另外，由于药物的物理化学作用而致的配伍禁忌也属药物相互作用，但不是个体差异产生的主要原因，在此不作讨论。

所以，在个体化的药物治疗中，除了要充分考虑造成个体差异的根本原因，即遗传因素，同时也要全面考虑药物相互作用、合并用药、体重、年龄等这些非遗传因素。

熟悉的陌生人——遗传因素

如今，染色体、基因、DNA这些遗传学的名词就像是熟悉的陌生人，正逐渐融入我们的生活。比如，基因不同，身体对特定药物的代谢能力也不同，这直接关系到药物疗效和毒副作用的强弱——若药物在体内代谢较慢，代谢产物不易排出体外，容易积聚而引起毒副作用；若药物在体内代谢过快，就会导致常规剂量疗效降低或者无效，延误病情。

由于遗传因素差异是导致药物治疗个体差异最根本的原因，从遗传差异入手进行药物治疗很有可能从根本上解决临床上药物治疗个体差异这个问题。

那么，我们熟悉而又陌生的基因究竟是什么，它又将会在我们"量体裁药"的个体化药物治疗中扮演什么样的角色呢？

这就是下文将要重点介绍的内容。

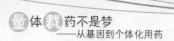

药物治疗——真的要因人而异

从上面的内容我们可以看到，个体差异存在于我们每个人之间，个体化的药物治疗势在必行。我们在进行药物治疗时真的需要因人而异。那么，从下一章开始，我们一起来看看，在综合考虑以上造成个体差异因素后，基因导向的个体化药物治疗究竟是怎么回事。

科技小·档案

药品不良反应——我国《药品不良反应监测管理办法》规定药品不良反应（Adverse Drug Reaction, ADR）指的是合格药品在正常用法用量下出现的与用药目的无关的或意外的有害反应。常见的种类包括副作用、毒性反应、继发反应、后遗效应、变态反应及致癌、致畸作用等。

药物代谢动力学——药物代谢动力学（Pharmacokinctics）简称药代动力学或药动学，是研究机体对药物的作用规律的科学。它应用动力学原理与数学模式，定量地描述机体对药物的吸收、分布、代谢和排泄的动态规律。通俗地来理解，药代动力学就是研究药物在人体内的"生、老、病、死"过程的学问。

生物利用度——生物利用度（Bioavailability）是指药物从制剂释放后，被吸收进入全身血循环的速度和程度。按照这个定义，药物通过静脉注射（一种注射方式）时，会直接完全进入血液循环，所以其生物利用度为100%。而如果我们是口服吃药的话，要经过胃肠道吸收进入血液循环的过程，而吸收是不完全的，所以这种情况的生物利用度小于100%。

药—时曲线——血浆药物浓度—时间曲线，简称药—时曲线（Concentration-time Curve），是以血浆药物浓度（简称血药浓度）为纵坐标，以相应时间为横坐标，绘出的曲线。药—时曲线下的面积（Area Under the Curve，AUC）是判断进入血液循环药物量多少的重要指标。

治疗窗——治疗窗（Therapeutic Window），是指药物最低起效浓度与最高安全浓度之间的浓度范围。由于在图示中是一个方形的区域，所以形象地用"治疗窗"来命名这种代表药物安全有效的剂量范围。药物浓度太低不产生治疗效应，浓度太高则产生难以耐受的毒副作用。一个理想的药物治疗方案，要做到维持药物的血浆浓度在治疗窗内。

耐药性——又称抗药性（Drug Resistance），是指病原体或肿瘤细胞对反复应用的化疗药物敏感性降低或消失的现象。耐药性一旦产生，药物的治疗作用就明显下降。

个体化药物治疗、个体化用药——个性化药物治疗（Personalized Therapy）、个性化用药（Personalized Medicine），就是药物治疗"因人而异"，在充分考虑每个患者的遗传因素（如药物代谢酶等基因型）、性别、年龄、体重、生理病理特征以及正在服用的其他药物等综合情况的基础上制订安全、合理、有效、经济的药物治疗方案。个体化用药，正是传说中的"量体裁药"！

个体化药物治疗是怎么回事

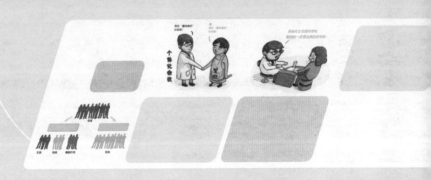

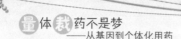

1 个体化药物治疗的那些事儿

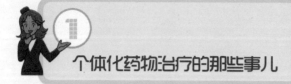

"千人一面"——用药不分你、我、他

小·故事

"凡用药，皆随土地所宜。"——孙思邈

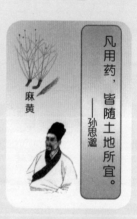

麻黄

凡用药，皆随土地所宜。——孙思邈

"凡用药，皆随土地所宜。江南岭表，其地署湿，其人皮肤薄脆，腠理开疏，用药轻省；关中河北，大地干燥，其人皮肤坚硬，腠理闭塞，用药重复。"这是唐代名医孙思邈说的一段话。这段话告诉我们：给患者进行药物治疗时不能人人一样，而应因时因地因人而异。以外感风寒为例，江南一带的患者用麻黄一钱可出汗散热，所以南方医书上有"麻黄不过一钱"之说。但同样是炎黄子孙的北方患者要用到三钱甚至更多，才能发汗退寒。

"公平公正"、"一碗水端平"一直为当今社会所倡导，而孙思邈在用药方面却提出"一碗水不能端平"的指导思想。这个时候，你是愿意选择公平公正的"一碗水端平"的对待，还是"一碗水不端平"的对待呢？

万事万物都有自己的舞台，并且只有在属于自己的舞台上才能发放光彩。而当这种"公平公正，千人一药、千人一量"的观点站在了药物治疗这个舞台上时，就似乎走错了地方。有可能使得药物一身的"杀敌"本领使不出来，没有发挥治疗作用；也有可能使得药物"杀敌"过度，杀敌的同时也伤害了身体的某些机能，造成严重的不良反应。所以，提倡"特殊情况特殊对待"的个体化药物治疗，理所当然地成为世人的焦点和新宠。

话说回来，虽然个体化用药是医疗界的"新宠"，但其实它并不"新"，古代许多医者的"治则"就体现了因人而异用药的思想。正如神医孙思邈告诉我们的：给患者进行药物治疗时不应人人一样，没有哪一种治疗方案是"放之四海而皆准"的。元代名医朱丹溪也提出适合南方人的"阴常不足，阳常有余"的观点和治疗原则；而明代名医张景岳则提出了适合北方人的"阳常不足，阴本无余"的不同论点。所以，"个体化用药"的观点早在唐朝就已经出现了。

传统的"Hit-or-Miss"给药方式

提到"Hit-or-Miss"（击中或不中），我们难免会想到曾经火及一时的"CS游戏"，游戏中刺激的画面令人难忘。每当子弹上膛、瞄准目标、扣动扳机，随后看见目标应声倒地时，那种击中了目标的兴奋感便油然而生。但你可知道，这种令人兴奋的结果往往须有"天时地利人和"的支持——你要对目标距离、目标周围的环境以及队友与你的配合情况等都要有充分的了解；否则，等待你的就只有"Miss"了。

这就好像医生对患者进行药物治疗一样，在制订药物治疗方案前，医生须对患者的个体情况有充分的了解，年龄、性别、身高、体重当然不在话下，还有病程、合并症、器官功能以及环境因素也

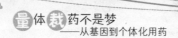

不能落下；然后选择合适的药物，确定合适的剂量，才有可能实现有效和安全的药物治疗，否则，得到的很可能是无效或严重的不良反应。

在游戏中我们总是希望出现"Hit"而避免"Miss"的出现，在疾病治疗中也一样：希望"Miss"尽可能不要出现。然而传统的"Hit-or-Miss"的给药方式是建立在不断的"试—误"（Trial and Error）循环和探索基础上的治疗，具有偶然性和机会性。这种给药方式看上去好像很玄乎，其实我们对它再熟悉不过。

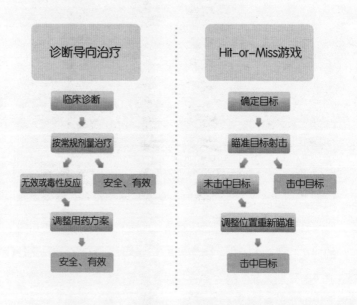

下面这种情况你可能也遇到过：当医生给你开的药，你用了一段时间没什么效果时，医生会怎样做呢？不外乎给你增加点剂量，或是再仔细检查一下病情；但是当你用了药，感觉有明显的不适时，医生又会怎样做呢？赶紧降低剂量或是换用其他作用温和点的药。怎样，这些情况你并不陌生吧！对这种给药方式稍稍总结一下：通常是先进行临床诊断，然后按常规剂量（标准剂量）来给药，这个剂量对有的人有效（这是最好的情况），而对有的人却是无效或会产生严重的不良反应，然后医生再对无效的或有严重不良反应的患者进行剂量的调整或改用其他药物进行治疗。

因此，医生就像一位枪手，打一枪后，命中了自然是很好的，要是没中就须根据前一次的结果调整位置及姿势，再来一枪，就这样需要一而再，再而三的调整，才能命中——找到适合每位患者的最佳药物剂量和用药方案。这就是传统的建立在不断"试—误"循环基础上的"诊断导向治疗"，也就是"试—误医学"（Trial and Error Medicine）下的药物治疗。

虽然，这种药物治疗模式也努力按实际情况适当调整用药，但它不可避免地具有明显的滞后性。这样一来，不仅延误了最佳治疗时间，无形中也导致资源浪费，给社会和家庭带来沉重的负担，也造成患者药物治疗的安全隐患。

体重？年龄？还是哪些诊断指标？

随着医疗技术的不断创新和发展，临床治疗倡导合理用药、个体化用药，减少药物不良反应，提高用药有效性和安全性，这已成为医生和患者共同追求的目标。

但是，合理用药和个体化用药的依据是什么呢？是药品说明书上的适应证和标准剂量吗？虽然，某一病症在不同个体表现相近，可用某种药物治疗时，个体对药物的反应却是千差万别。这，又岂是一个标准剂量、标准用药方案所能囊括的呢？那我们应该用哪些

二 个体化药物治疗是怎么回事

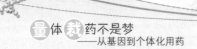

指标去指导个体化用药呢?

　　曾经, "体重决定论"在药物治疗中扮演着举足轻重的角色。在我们的认知里,似乎胖子要比瘦子用更多的药,这就是典型的 "体重决定论"个体化用药观点。在传统的给药方式中,善于观察的医生都会发现患者对药物的反应因人而异,显著的差异性与许多因素有关,诸如年龄、性别、健康状况、是否合用其他药物等,这一切都决定着一种药物能否奏效或有何不良反应。因此,医生会在临床诊疗过程中通过适当的用药调整来应对这些差异,这可以说是个体化用药的雏形。

　　但是,要想有真正安全有效的药物治疗效果,光是使用这种初步的个体化用药是远远不够的,必须要"刨根问底",找到躲藏在体重或者年龄等表面现象背后的真正原因,也即是导致病人对药物反应差异的"幕后推手",才能从根本上解决问题。那究竟这个"幕后推手"是什么? 通过下面一个简单的例子,也许你就能明白。

　　拥有理想的身高可能是我们每个人的梦想,相信大家看到身材高挑的模特在T台上迈着自信的步伐时,心中肯定羡慕不已。现代人对身高追求的狂热可以从电视上铺天盖地的增高广告上得到充分的证明;像"增高鞋"、"增高灵"这类产品更是层出不穷,大家也会为了多长高几厘米去吃大量的营养品和让自己接受强度锻炼。但是,再多的后天努力,似乎也未能从根本上让人们长到理想的高度,沮丧之余,大家不禁慨叹,果然有些东西是天生如此的。那么,这天生的身高的"操控者"是谁?

　　这导致病人对药物反应差异的"幕后推手",又是谁?

其实这两个问题的答案是一样的，它就是"基因"，这个21世纪人类的"宠儿"。就如靠加强后天的营养和运动不会达到人们心中的理想身高一样，医生如果只是靠体重、年龄、性别等因素来确定每个病人的给药剂量，最后的治疗效果往往不尽如人意。所以，如果能抓住药物治疗的"关键"——病人的遗传信息，我们也许就能真正做到"个体化给药"，取得满意的治疗效果了。再多的文字似乎都显得苍白无力，但相信只要数据一出马，说服力肯定倍增，让我们再来看下一个例子。

众所周知的急性淋巴细胞性白血病是最常见的小儿白血病，通过基因检测来确定患者的基因型有助于制订精确的适合个体的治疗方案，而治愈率也有显著的提高——20世纪60年代仅为4%，而现在可达80%，一下子翻了20倍，真是了不得！

所以，在现代医学的个体化药物治疗中，基因已经扮演了举足轻重的角色，而以基因为导向的个体化药物治疗新时代也即将来临！

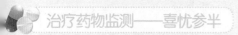

治疗药物监测——喜忧参半

任何药物都有其两面性，既能治病，也能致病，就像苯妥英钠一样，既能满意地控制癫痫发作，又可能导致中毒性脑病。所以，药物最终疗效的优劣，在很大程度上取决于医生用药的合理性。

近年来，药物治疗的一位"新秀"——治疗药物监测（Therapeutic Drug Mornitoring，TDM）隆重登场。它包括对药物效应的监测和对药物浓度的监测。简单来说，治疗药物监测就是在

二　个体化药物治疗是怎么回事

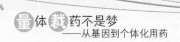

药物治疗过程中，在观察药物疗效的同时也密切关注药物浓度，通过一系列的检测分析，进行用药方案的调整，使给药方案个体化和合理化，以达到满意的疗效并且避免不良反应的发生。这是治疗药物监测的可喜之处。但从另一方面讲，治疗药物监测也只是"马后炮"，须在给药一段时间后，方可监测一些药效或药动学指标，才能进行下一次用药剂量的调整，而不能在第一次给药时就确定合理的个体化的用药方案。所以，治疗药物监测最大的局限性在于其指导用药治疗的滞后性。

有话直说——药物效应监测

在治疗药物监测中有一种最直接的监测方式——对药物效应的监测。

药物效应监测是个"直爽的家伙"，喜欢有话直说，好就是好，不好就是不好。一般包括疗效监测和不良反应监测两个方面。在临床上有些药物的疗效可以由临床表现和生化指标来判断，因此不需检测血药浓度。像第一章提到的降压药、降糖药等就是其代表，它们的疗效可以直接通过血压值、血糖值来反映。而像大多数的抗心律失常药物，它们的有效浓度和中毒浓度非常接近，所以必须利用各种监测手段，像体表心电图、运动试验及血药浓度等，来获得充分的用药后数据，才能及时判断疗效和不良反应，从而及时调整用药方案。

最常用——药物浓度监测

如下述病例中的茶碱类药物那样，许多治疗窗窄、药物代谢动

小·故事

黑色病历02——严密监测氨茶碱！

2010年8月12日晚，家住广州某地的吴某哮喘发作，家人当即送他到离家最近的医院急诊。医生立即采用哮喘常规治疗手段进行治疗，例如吸氧、心电监护、静脉注射甲基强的松龙和氨茶碱。但是就在注射氨茶碱后不久，吴某觉得恶心、想呕吐，随后感觉头晕和心跳加快，同时心电监护显示血压下降，医生马上停止注射氨茶碱，并进行了一些抢救措施，吴某才脱离了生命危险。随即，该医院的主治医生将吴某转至广州市区一间大型三甲医院进行治疗。但家人发现，这间大医院的医生所使用的治疗药物和之前的医院的基本上一样，只是在注射氨茶碱时多了一项氨茶碱血药浓度的监测，然后医生根据血药浓度再调整氨茶碱给药剂量。家人不解，便去咨询医生，医生严肃地说："茶碱类药物安全范围非常窄，服用这类药物一定要严密监测血药浓度，否则很容易出现严重不良反应。而一般小型医院没有茶碱血药浓度的监测手段，所以转到我们医院进行治疗。"

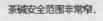

茶碱安全范围非常窄，
服用时一定要监测血药浓度！

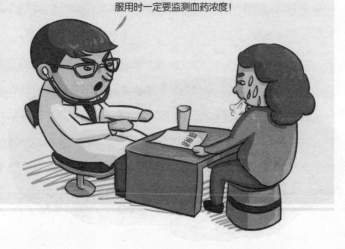

二　个体化药物治疗是怎么回事

35

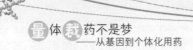

力学个体差异大的药物都须进行血药浓度监测。那为什么要进行血药浓度的监测呢？这是因为血浆中的药物（简称为"血药"）起到了"指示灯"的作用，甚至可将其看成是药物在体内变化的一面镜子。因此，药物代谢动力学方面的相关资料几乎都是通过对血药的研究来获得的。另一方面，绝大多数药物在体内的分布达到平衡后，血药浓度与靶部位浓度是成一定比例关系的，知道了血药浓度也就知道了治疗靶部位的药物浓度和作用，也就是说，血药浓度和疗效之间存在着一定的相关性。再加上血液也比较容易采集，因此，血药浓度自然而然就成为治疗药物监测最常见的监测内容。根据血药浓度，再结合药理学的专业知识，就可以制订出适合特定患者的个体化给药方案。

对于那些血药浓度与药物治疗效果密切相关的药物来说，血药浓度监测是可行的；但对于血药浓度与药效不相关的药物，如何利用血药浓度监测进行个体化给药，目前还没有可靠的方法，这也是血药浓度监测的局限性之一。

基因才是好"向导"

正如上面所讲的，"千人一面"、用药不分你我他的观点已不合时宜；传统的"Hit-or-Miss"（击中或不中）给药方式存在偶然性和不确定性；曾经风靡一时的"体重决定药量论"也逐渐淡出了人们的视线；而作为"新秀"的药物治疗监测也面临着"喜忧参半"的尴尬境地。医学界不得不重新审视和思考，到底什么才是制订合理药物治疗方案的法宝呢？就这样，人们又一次把目光聚焦在

"基因"——这个人类21世纪的"宠儿"身上了。

由此，以基因为导向的个体化药物治疗应运而生。

医生成裁缝？——"量体裁衣"式用药

"三百六十行，行行出状元"，你也许很难想象医生和裁缝这两个相差巨大的职业也会有些交集。

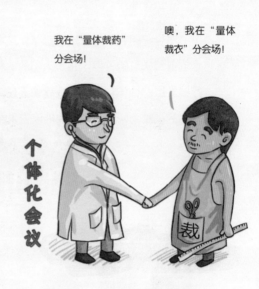

我在"量体裁药"分会场！

噢，我在"量体裁衣"分会场！

个体化会议

裁

其实，我们不难发现，这两个职业有许多东西是相通的：首先他们的服务对象都是人，一个裁缝在给顾客做衣服之前，须了解每个顾客的身高、腰围、肩宽等信息，这样才能做出非常合身的衣服。同样，医生给患者进行药物治疗时，不但要了解患者的身高、体重、年龄、合并症、合并用药等因素，而且更为重要的是要清楚患者的遗传特点——也就是精细的基因信息，这样才能像一个优秀的裁缝做出非常合身的衣服那样，为每一个患者制订出一套最佳的药物治疗方案，这也就是所谓的"量体裁衣"式用药。

从这个角度来说，医生就成"裁缝"了。那究竟医生"裁"的是什么？又要用什么样的方法和手段来"裁"呢？请看后面几章的内容，相信能为你"解惑"。

二　个体化药物治疗是怎么回事

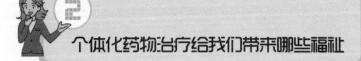

2 个体化药物治疗给我们带来哪些福祉

21世纪的钟声早就敲响过了，这个时代的人们对健康的渴望已达到前所未有的程度。正是人们的这种渴望，推动了个体化药物治疗的发展。个体化药物治疗就像天使降临人间一般，将给人们带来无穷的福祉，同时也将极大地改变人类的生活。

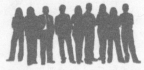

患者

"千人一面"的用药方案　　　　　"因人而异"的用药方案

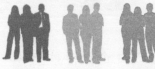

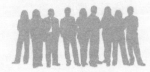

无效　　　有效　　　毒副作用　　　　　　有效

合理用药，保障用药安全

合理用药、个体化用药是人性化、科学化的现代医学理念，它把经验和推测拒之门外，从根本上保障了安全用药。此外，对个体化药物治疗的渴望是符合了时代要求，说出了当今社会人们的心声。当今社会提倡节俭，反对浪费，推行节约。然而世界卫生组织调查发现，因为没有考虑到患者的个体差异，全球大约有50%的药物被不合理使用。照这样计算，2004年我国因为不合理使用药物而导致的直接经济损失约达850亿元。试想一下，这么一大笔钱能解决多少人的温饱问题！

所以说，不合理用药就像个"无形黑洞"，吞噬着整个社会的财富和资源。而个体化药物治疗将扮演一个"安全卫士"的角色，以"因人而异"的治疗方式大大提高药物治疗的安全性。同样，如"裁缝"般的"量体裁药"也使得药物治疗的有效性得到了有力保障。

由此看来，个体化药物治疗既经济又科学的特点与这个时代产生了强烈的共鸣，个体化用药势在必行！

以人为本——"大众医疗"转向"个体化医疗"

随着生命科学的迅猛发展，作为万物之灵的人类，一直在与疾病的斗争中努力地探索着，医疗模式也像历史巨轮一样在艰难前行，并由过去的"大众医疗"逐步转向以人为本的"个体化医疗"。

伴随人类基因组计划的完成，单纯从年龄、性别、体重及健康状况出发的传统"大众医疗"已远远不能满足时代的要求。基因变异是任何表型变化的根本因素，遗传因素是导致药物反应个体和种族差异的源头。

真正意义上的"个体化医疗"是利用先进的分子生物学技术对不同个体相关药物的"基因身份证"（药物代谢酶、转运体和受体基因信息）进行解读；由此，医生根据患者精细的基因信息设计给

二 个体化药物治疗是怎么回事

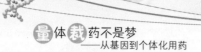

药方案，"因人而药、量体裁衣"地对患者实施合理用药。同时，药物基因组学应用到临床合理用药中，弥补了只根据血药浓度进行个体化给药的不足，为一些以前无法解释的药效学和药动学现象找到了答案，也为临床个体化用药开辟了一个新的途径。应用药物基因组学原理为特定人群设计最为有效的药物治疗方案，不仅提高了疗效，还能减少毒副作用和治疗成本，真正达到了"价廉物美"的要求。

可以设想，再过若干年，每个人都将拥有一张"基因身份证"，上面详细记录了你所有的遗传信息和非遗传影响因素（身高、体重、合并症等），预测可能会患的疾病，以及如何进行防治、用何种药物何种剂量治疗效果较好等。无论是去医院或在互联网上就诊，经过一系列的检查，确诊为某一种疾病时，只要把"基因身份证"插入电脑，同时输入疾病和检查的相关信息，电脑就会提示你该选择什么药物、什么剂型、最佳剂量和注意事项，既快捷又准确。基因导向性个体化用药的根本目的就在于此——运用遗传信息进行个性化用药，将正确的药物、正确的剂量在恰当的时间给予合适的患者，以达到真正的"个体化治疗"。

随着科技的进步和发展，这一天将很快到来，这种由我们自己基因做主的用药模式，会取代目前这种依靠经验的"千人一药、千人一量"的给药方式，向人类治疗疾病的高效低毒的目标迈进。

当然"个体化医疗"也有其经济学上的意义，它在患者用药前，先进行基因分析，这样可减少无效处方的出现，减少患者的就诊次数，使药物不良反应和不合理用药的风险降到最低，达到节约医疗费用的目的，从而减轻患者的经济负担。

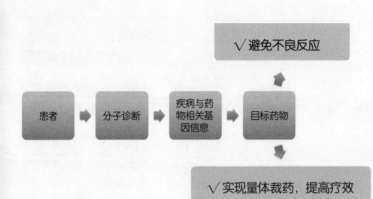

我们所处的时代是一个追求个性的时代。种种迹象表明，在医疗模式由"大众医疗"转向以人为本的"个体化医疗"的形势下，基因导向性的个体化药物治疗这个药物治疗史上的"新贵"正在茁壮成长，也正逐步取代传统的个体化药物治疗模式而成为主流新模式，以期更好地造福于人类。

基因导向性"个体化药物治疗"正意气风发地朝我们走来！

科技小档案

血药浓度——是指药物吸收后在血浆内的总浓度，包括与血浆蛋白结合的或在血浆游离的药物，有时也可泛指药物在全血中的浓度。

治疗药物监测——治疗药物监测（Therapeutic Drug Monitoring，简称TDM）是在药代动力学原理的指导下，应用现代化的分析技术，测定血液中或其他体液中药物浓度，用于药物治疗的指导与评价。通俗地讲，就是用分析仪器测定血液或者体液中药物的多少及其随时间的变化情况，然后利用这些数据指导和调整药物治疗方案。

二 个体化药物治疗是怎么回事

神奇的基因说明书和个体化的药物治疗

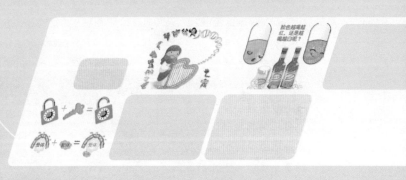

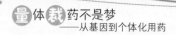

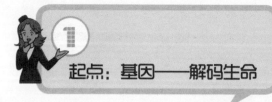

量体裁药不是梦
——从基因到个体化用药

起点：基因——解码生命

小·故事

"秋浦多白猿，超腾若飞雪。"——神秘的白化动物

"秋浦多白猿，超腾若飞雪。"这是唐朝伟大诗人李白在《秋浦歌》里面写的诗句，描述一种极其罕有、全身雪白的猿猴。在古代中国，白鹿、白虎、白猴等白化动物被视为拥有神力的珍奇之物，人们若能找到这些珍稀动物，都会竞相献给朝廷，以获得丰厚报酬。

20世纪90年代，我国生物学家白寿昌、张亚平等从遗传学角度研究了白猕猴，终于解开了白化动物之谜。他们从白化猕猴的DNA中找到了导致白化现象的异常基因——原来，这些白化动物不是神仙，不是鬼怪，只是患上了先天遗传性疾病。

科学，又一次战胜了"鬼神论"。

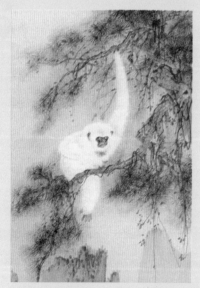

白猿图（1935年，张善孖，现藏于中国美术学院）

44

随着科学技术的不断发展和进步，人类声势浩大地将遗传信息像登月一样进行了勘探，不断插上胜利的旗帜，渐渐揭开了"近在咫尺却又似远在天边"的我们生命的密码——基因，那神秘的面纱。如今，对我们而言，基因更像是一个陌生的熟客，逐渐融入我们的生活。

　　很自然地，人们生孩子前会期望宝宝遗传到妈妈的大眼睛、爸爸的高鼻梁，祈祷宝宝会有一个最佳的遗传组合；我们也会被媒体报道的果蝇长寿基因等诸如此类的新发现所吸引，对人类的未来有了更多的遐想和展望；在侦破刑事案件的过程中，罪犯的基因鉴定结果常常是让他们俯首认罪的杀手锏；甚至连家庭主妇，在超市买菜时也会有类似的一番纠结：我是要买这个有机番茄好呢，还是那个转基因玉米好？

　　但是，时至今日，当越来越多词汇被冠以基因相关的名称时，大部分人对基因真正的定义与内涵，仍是陌生而懵懂的。

　　你所熟悉又陌生的基因，究竟是什么呢？它在我们个体化的药物治疗中又扮演着什么样的角色呢？

我们的生命密码——基因

　　基因，简单来说，就是记录着我们传承于祖先以及传递给下一代的遗传信息的生命密码。它将我们诸如高矮胖瘦的遗传信息，记录在由一个个基本的记录单位——脱氧核糖核苷酸紧密相接而排成的一条条密码链上。

　　这些密码链叫做脱氧核糖核苷酸，或许听起来很陌生？那它的

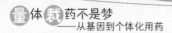

量体裁药不是梦
——从基因到个体化用药

英文简称DNA，你一定熟悉吧。
基因只是一条DNA密码链上的
一个片段，但它是一个完整的基
本单位，能够独立地指挥细胞生
产出我们身体所需的各种功能产
品。一条密码链通常含有多个基
因。这些基因片段，是由基本的
记录单位串联排列而成。虽然脱
氧核糖核苷酸只有4种，但不同的
核苷酸加上不同的排列顺序，足
以造就千差万别的记录信息。人

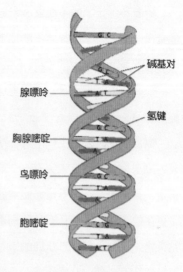

类共有大约3万个这样的密码链记录着我们生命的全部奥秘。

曾经试过开启密码锁吗？可以肯定的是，我们所拥有的这一套
承载着生命的密码，肯定是极为精妙而难解的一种。而生命的伟大
之处就在于，它能够细致而精准地使用这些密码，造就我们独一无
二的身体发肤，而且能够将这套密码严密地复制下来，备份给我们
的下一代。

30亿个词的长丝带——代代相传的基因

你可以用以下方法来想象一下我们人类的基因。假设有一条非
常非常长的丝带，上面密密麻麻写满了30亿个词，为了方便携带，
最好的办法当然是把它分成几段再绕起来。看过妈妈的针线盒里的
线吗？就像那样，将丝带缠绕成一套共23对46条的卷轴，这套卷轴
就是我们听说过的"染色体"。

图中标注：碱基对、腺嘌呤、氢键、胸腺嘧啶、鸟嘌呤、胞嘧啶

我们每个人，身体的绝大多数细胞，都有23对染色体。这些染色体装着我们全部的生命密码——基因。然而却有例外，那就是生殖细胞，能把我们独一无二的生命密码交给下一代，它只有我们的一半染色体，也就是23条。当父亲的生殖细胞精子和母亲的生殖细胞卵子相结合时，来自父亲和母亲的生命密码就此交融。当这个小小的受精卵细胞同时收集到了父母各自一套的卷轴——带着父母遗传信息的基因时，生命就开始了，按照这套新组合的密码信息，受精卵细胞成长为一个既不同于父亲又不同于母亲的个体。

人类，也就这么样"子子孙孙无穷匮也"地繁衍下去。

你是管家，我爱游泳——精彩纷呈的基因家族

三百六十行，行行出状元。在我们庞大的基因家族中，有的是指挥家，有的是调度员；有的是管家，有的是白领小资……各个成员各司其职，共同构筑着我们丰富多彩的生活。

在众多的基因中，有的基因只负责维持细胞最低生活标准的生产，这种基因叫做管家基因；有的基因却是为了提高细胞的生活质量而存在的，能生产各种细胞独特功能物质，这种基因叫做奢侈基因。除了这些负责生产蛋白质的基因，还有一些基因负责监工和调度生产，它们可以调控前者的工作过程。有的基因热爱游泳，偶尔会在同一条染色体或不同染色体间串串门，这种基因叫做移动基因。每23对染色体上有3万个左右的基因，有些基因可能是重合的，即一个基因的开头和另一个基因的结尾刚好重叠在一起，或是我的密码从头到尾都包含在你的密码之中，如此种种——但这些都没关系，现在人们可以拼车拼饭，我们基因就不能拼密码吗？

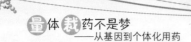

量体裁药不是梦
——从基因到个体化用药

你想象不到的精妙构造——基因的结构

那么，这套精妙的密码系统究竟是如何运作的呢？下面请跟着我，潜入到我们的细胞中，去开启那神秘的基因之旅吧！

如果你用一个放大倍数足够大的放大镜，你会看到罗伯特·虎克在1665年所见到的：我们的身体是由一个个的细胞组成的，而这么一个个相连的像小房子一样的细胞俨然是一个个生产车间。如果再有一个可以放大1 000万倍的摄像机，把镜头对准我们的细胞，一定会看见一个热火朝天的情景。哇！你肯定会惊叹这么一句，细胞里居然会如此忙碌：细胞像繁忙的港口，不停地有东西进来又有东西出去；还有很多叫细胞器的小车间，负责生产细胞所需的各项产品；而我们要参观的，就是细胞最为核心的办公室——细胞核。在细胞核里，我们才可以一窥基因的真面目。你东看看西看看，除了球状的核仁之外，却只发现一大堆密密麻麻的好像亚麻一样的纤维。

于是你开始疑惑，这些纤维样的物质是什么？基因呢？不是听说，基因在那个叫做染色体的载体上面吗？

10 000倍的压缩文件——巧妙的染色体结构

说的没错，在我们的认知中，基因是在染色体上面排列着的。但是，如果你以为随时都能看到染色体的话，那就大错特错了。上述你所看到的那些密密麻麻的纤维叫做染色质，由于它们很容易被染料染色而得名。染色体是染色质压缩了上千倍而形成的棒状结构。当细胞决定开间分店，将自己分裂成两个一模一样的细胞时，染色体才会出现。而在平时的大部分时间里，细胞不分裂，染色体是以染色质的状态存在的。

　　为了看清楚基因的结构，我们再把这些染色质放大。这回终于见到之前介绍过的DNA密码链，只不过，它以一种复杂的方式与蛋白质相互缠绕着，形成了一个个的核小体，并逐个挂在密码链上，乍一看，就像一支

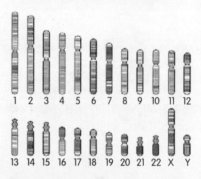

人类染色体示意图
22对常染色体及1对性染色体XY

美丽的银柳，这种复杂的缠绕方式使我们的DNA密码链压缩了约7倍。由此可以想象，DNA密码链被压缩包装成为一个染色体，竟然要压缩10 000倍！——试想想，如果我们的饼干能压缩10 000倍，或者我们的电子照片能压缩10 000倍，那该有多好啊！

撩动生命的琴弦——DNA的双螺旋结构

　　下面，请再仔细地参观一下这条记录着我们生命信息的DNA密码链，你会发现，它的实际结构远非简单的密码并联那么简单。

　　组成DNA链的基本密码——脱氧核糖核苷酸，共有4种，我们简称它们为A、T、C和G。A、T、C、G按各种顺序串联排列形成一条链，成为DNA单链。而真正的DNA密码链，其实是双链结构，那么就需要两条DNA单链并联在一起。像所有的游戏都有规则一样，两条DNA单链要并联在一起，也有它们自己的规则：A只喜欢和T牵手，而C也只和G共结连理，这种"萝卜青菜，各有所爱"的牵手方式，我们称之为互补。

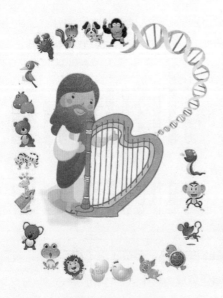

当两条DNA单链完全按照以上规则互补相接后，就会形成一个漂亮的双螺旋DNA，这个双螺旋DNA看似一个旋转阶梯，又像一条草绳，更像一串美妙的生命琴弦。大千世界芸芸众生中，无论是站在地球进化制高点的人类，还是温顺懒散惹人怜爱的猫咪，无论是美丽多刺象征爱情的玫瑰，还是森林雾霭中丛生的蘑菇，都是通过撩动这一串串神奇的琴弦，谱写出一曲曲美妙的生命之歌。

> **延伸阅读**
>
> 由DNA链到染色体，须经过DNA链和5种组蛋白结合，压缩7倍形成核小体这种基本组成单位，再以核小体为基础构成染色质的过程。染色质须自身螺旋化6倍才能形成非常致密的螺线管结构，这种螺线管结构仍须进一步螺旋化，压缩40倍形成超螺线管，超螺线管仍然要继续螺旋化，压缩5倍，才能形成我们在细胞分裂中期看到的染色体。

精密的流水线——DNA的表达

人类的生命之歌，是通过DNA指挥细胞、生产出蛋白质来演绎的。

蛋白质是我们生命最重要的基石之一，从皮肤上的胶原到支持我们运动的肌肉，到调节我们生理状态的各种激素，从运输我们服用的药物到各个组织器官的转运体，到将药物催化、加工改造的代谢酶，无一不是蛋白质。在一个典型的哺乳动物细胞中，大约有10 000种不同的蛋白质执行着不同的功能。

那么，DNA是如何指挥细胞生产出自己需要的蛋白质呢？

接下来请跟随摄像机到生产线的源头看看吧。走进细胞核，映入眼帘的是一堆趴在卷轴上的解螺旋因子，它们正在努力地把缠绕的卷轴解开、摊平，以便随后负责转录信息的信使RNA能舒服、准确地看清上面写的东西。首先，信使RNA用自己的方式将丝带上的遗传信息抄录下来，然后细胞内的信息审核机构对信使RNA抄录的信息进行剪辑。值得注意的是，并不是每个人类基因上的密码都会被采纳。剪辑完成后，负责运送信息的转运RNA用自己的密码把信息记录下来，再像采购货品一样，按照自己的密码信息和特定的顺序，把氨基酸摆放好。氨基酸是合成蛋白质所需的基本材料。当所有的氨基酸——对应摆放好之后，转运RNA就会带着这些氨基酸来到细胞内专门生产蛋白质的小车间——核糖体。在那里，各种各样的蛋白质雏形或半成品被组装了出来。而之所以是半成品，是因为这些蛋白质还要经过细胞其他车间（各种细胞器）的进一步加工、修饰、包装和打造，才能最终完工，成为真正起作用的蛋白质。

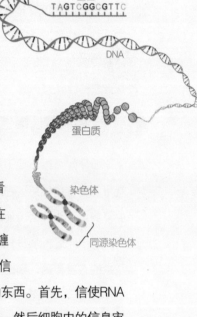

ATCAGCCGCAAG
基因
TAGTCGGCGTTC

DNA

蛋白质

染色体

同源染色体

三 神奇的基因说明书和个体化的药物治疗

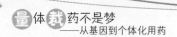

量体裁药不是梦
——从基因到个体化用药

而我们的遗传信息，就是这样，从一条密码链的一小段，变成了在细胞内外忙碌着执行各种功能的蛋白质，从而支撑起我们的生命活动，也造成了我们"与众不同"的身体发肤，造就了不一样的你我他。

再精密的仪器也会出错——基因突变

即使知道以上关于基因的种种情况，恐怕也不能消除你一开始就可能存在的疑惑，那就是：如果基因都是这样代代相传一模一样的复制，那为什么山顶洞人和我们长得不一样？

这个问题，从进化的角度上来讲，叫做自然选择。但造成这种现象的直接原因，则是基因的突变。

古人云，"差之毫厘，谬以千里"。800字的短小说，如果改变其中一个关键字，就有可能发展成截然不同的另一个故事。相信大家都有用"全拼"或"微软拼音"打字的经验，就像"我在院子里散步"这句话，如果不小心打成了"我在园子里散步"，尚不会造成"谬以千里"的后果，甚至有异曲同工之妙（同义突变？）。

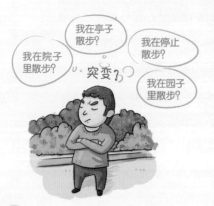

但如果是"我在亭子散步"这句话，被打成"我在停止散步"，这个错误就会导致整个句子截然不同（错义突变？），甚至让后面原本关于散步的描述也因它戛然而止（无义突变？）——这显然让我们800字的小说情节改变了。

52

同样地，遗传卷轴上的30亿个"词"，如果改变其中那么一些，就会造就出一个截然不同的你。试想想30亿的概念，要保证一个不差的难度该有多大？的确，在遗传过程中，卷轴上信息的改变时刻发生着。妈妈或者爸爸把他们拷贝出的卷轴交到那个细胞里的时候，可能会出现"笔误"——用错或错配了密码，导致上面的遗传信息缺漏或者改变。

所以，尽管基因这个密码系统既高效又精确，但在复制的过程中偶尔会或多或少地出些差错，可能是拿错了零件，也就是在组装DNA链的时候，不小心拿了错误的密码装进去；也可能是拼装时零件多了或者少了几个，也就是DNA链某个位置的密码多了或者少了。有的错误无伤大雅，有的错误则会影响深远。

错打错着——同义突变

先看一下错打错着的惊喜巧合：组装DNA时用了一个错误的密码代替了原本的密码，本以为密码遗传信息的改变会导致生产出来的蛋白质也发生改变，可是没想到错打错着，这个已经改变的密码，居然和以前的密码一样，可以指挥细胞生产出相同的产物。这种突变叫做同义突变，是我们最为乐见的一种结果。

但大多数时候并非如此，很多错误的密码和以前的密码根本不能互相替换，或者是我们的密码链多了或少了几个密码的时候，这条密码链最终指挥生成的产物常常是部分或完全没有功能的。

狸猫换太子——错义突变

很多时候，密码改变了，这条基因仍可以继续生产蛋白质，可是由于里面那个错误的密码，生产出来的蛋白质完全不是我们想要的。这种结果常常非我们所愿。比如我们正常的红细胞是扁扁的饼状，但如果珠蛋白 β 基因发生了错义突变，红细胞就变成了镰刀形，这样就导致了地中海贫血，给我们的生命健康带来了威胁。

游戏结束——无义突变

还有一种我们同样不愿看到的结果，那就是，这个密码的改变，并不是错打错着，也不是导致基因生产错误的产品，而是直接在基因流水线的生产过程中，按下了停止键——原本的密码变成了本该在基因生产过程中最后才喊停的密码，于是这个错误的密码，在一切生产还在如火如荼进行的时候，突然大喊一声：游戏结束了！——许多人的肌肉萎缩和肌营养不良，就是由这种突变造成的。

网络上的偷菜游戏，大家熟悉吧？偷得正欢呢，突然断电或者被强制按了停止键……超不爽吧！然而在虚拟世界里的游戏被结束只是带来一时的不快，随时可以重来，但肌肉萎缩可是一辈子的事，给患者带来了无穷无尽的痛苦。

看完几种主要的基因突变，也许又有人会提问了：当我们活着的时候，身体千千万万的细胞都在进行各种各样的生产，借以实现吐旧纳新、新陈代谢，照逻辑来说，出错的几率绝对不低，那我们岂不是时刻都很危险？

放心吧，要知道生物界进

基因突变
同义突变
错义突变
无义突变
移码突变
......

化到现在，必然有其近乎完美的修正机制。正如工厂会有产品质监员一样，我们的身体里面也有着自动的纠错机制，可以很大程度地修复可能发生的错误，维持正常的蛋白质合成。这里说的并不是修复全部，因为就像警察永远不可能抓住全部小偷一样，遗传信息在体内被处理的时候偶尔会出现一点小插曲，这是自然规律所允许的，也是必然的。重要的是，这些偶然集合形成的差异使每一个人得以如此独特；更关键在于，大自然需要的正是通过这种错漏或改变，来实现生物的进化。

所以，虽然基因突变可能给人类带来一些天生的疾病，比如不能凝血的血友病，天生满身鱼鳞一样的皮肤病，先天性聋哑，白化病，色盲，甚至是高度近视。但也正是因为基因突变，人类收起了尾巴，敛起了长毛，直立行走……最终，有了今日的文明和科技，也会有未来辉煌的前景。

千姿百态——基因多态性

小·故事

戒不掉烟瘾有"因"，瘦不下去也有"因"

每个人，或多或少对这对那，总会有那么些嗜好，而对这些嗜好长期而强烈的坚持，就会成为"瘾"。有玩游戏上瘾的，有吃芝士上瘾的，有喝酒上瘾的，还有，在烟雾缭绕中养出来的——"烟瘾"。

人们都说"吸烟危害健康"。于是，我们总会劝身边的亲人朋友戒烟。有的人放下手中烟数日，就轻松地告别了烟民身

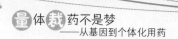

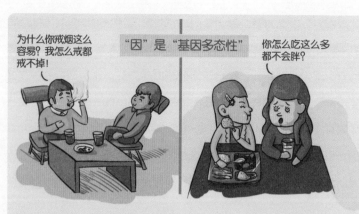

份；而有的人则反反复复欲戒还休、藕断丝连，始终都离不开香烟这个心头好。

我们总以为，这仅仅是毅力和决心的问题。

"肥胖"也是我们熟悉的另一个话题，无论是追求玲珑身材的妙龄少女，还是追求健康体型的普罗大众，都不希望自己过于肥胖。可是生活中就是有这样的情形：有的人餐餐红烧肉都不见他长二两肉，而有的人只喝白开水体重都会蹭蹭蹭地往上涨。

这时，我们总会说：没办法，天生的。

这些人和人之间微妙的差别，我们知道都有这样或那样的原因。而真正的"因"还是基因，而且是有"基因多态性"的基因。

又是陌生的名词和定义，或许又会让你一头雾水。我们还是由表及里一步步来看看"基因多态性"是怎么回事吧。

表象与本质——表现型与基因型

我们都希望自己有一双慧眼，透过迷雾般的表象看到本质。

也许年幼时，你也曾好奇：为什么那些金发碧眼的欧美人，有蓝澄澄如天空一样的眼睛，金灿灿如麦田般的头发，然后照一照镜子，咦，为什么我是黑头发棕色眼睛呢？

其实，黑发与金发，棕眸与蓝眼，都只是不同的性状，是我们基因操控下表达出来的特征。黄种人与白种人基因上的差别，最直观的就是通过这种种肉眼可见的"表面现象"体现出来。

通常特定的基因操控特定的性状，各司其职各显神通——所以，无论是金色还是黑色的头发，都是由专职操控头发颜色的基因所决定，这个基因只负责颜色，至于你头发是卷或直，就不关它的事了。而往往控制一个性状的基因，都不可能是单独一个，因为它是由你的父亲和母亲版本基因共同构成，也就是说它通常由两个"等位基因"组成的。

延伸阅读

我们的每对染色体，都是由两条同源染色体组成。所谓同源染色体，简单说来，就是同一条染色体的两个版本，分别由父亲和母亲提供。这两个版本不同的染色体，在相同的位置上分别装载着同一个基因的父亲版和母亲版。这些在同源染色体上位置相同的基因版本就叫做等位基因。

这两个或多个等位基因，有强势的有弱势的，它们经过权衡较量后，可以表达出不同的面貌——要么完全是强势基因的性状，要么是强势基因性状中有些弱势基因的影子，要么是弱势基因比强势基因的性状还要明显——不可思议吧，这也正是基因多态性的奥妙所在。最后表达出的生物遗传性状——就是我们的表现型。而控制

三　神奇的基因说明书和个体化的药物治疗

我们表达某个性状的全部基因，称为基因型。

表现型与基因型的关系，正如事物的表象和本质，有时候表象和本质是表里如一的，表现型可以准确反映你所拥有的基因型状况；但更多时候，表现型和基因型表里不一，即使拥有相同的表象，内在基因型也常常存在着差异。

多的是哪一态？ ——基因多态性的内涵

这里先提一下基因突变，因为它是基因多态性的来源和基础。正如前面所介绍的，基因突变是一个广泛又必然的存在。

基因多态性最直观也最主要的体现是：在人群中，对于某一性状，总是存在着不同的基因型。有时候通过它们不同的表现型，我们肉眼就能轻易地辨别，比如不同人的头发是直还是卷。因为卷发基因相对直发基因弱势，但又不会弱到完全失去话事权，这种现象叫做共显性。于是，当我们拥有两个控制卷发性状的等位基因，那我们就有一头天生卷曲的头发；当我们拥有一个卷发等位基因和一个直发等位基因，我们的头发虽然直，又常常微带些小小的卷曲；而当我们拥有两个直发等位基因，我们拥有的便是天然柔顺的直发。

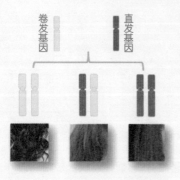

而更多时候，几乎无处不在的基因型差异，则需要我们细心观察或借助科学技术的进一步探索才可以区别开来。小到我们的指甲形状或是笑起来有没有酒窝，大到我们是不是更容易得肝癌或脑瘤，我们手指的长短、胃口的好坏、运动能力、脾气性

格……我们每个人的"独一无二"，就是由这千千万万个基因型的多态性构筑而成。

而基因多态性的另一多态则表现在等位基因的多态上。通常是由两种或多种不同的等位基因构成了不同基因型，所以等位基因的多态是造成基因型多态的主因。再回到我们开头提到过的蓝眼与棕眸——控制眼睛颜色的基因，是由多个复等位基因所组成的。目前明确的等位基因有：决定棕色的EYCL1，决定绿色的EYCL2，决定蓝色的EYCL3。只有当两个等位基因相同时，才能产生单纯的颜色；否则，会表达出混合的颜色。

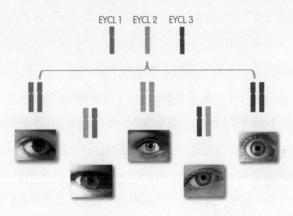

基因多态性的实质，就是在我们大千世界的种群中，不论是不同物种，还是同一物种不同族别；不论是绵羊、河马或狮子，还是黄种人、白种人或黑种人，他（它）们的基因，总是存在着不止一种状态。对某一个基因而言，常常有突变的存在；对于等位基因而言，从概念就可以知道它至少有两个，而对于一个基因型，因为不同等位基因的组合总是有着不同的类型。这就是我们的基因多态性，让人世界多姿多彩千奇百怪的根源所在。

三　神奇的基因说明书和个体化的药物治疗

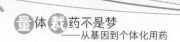
从严格定义上来讲，基因多态性就是在一个种群中——比如我们的人群，常常会同时存在着两种或多种不连续的基因突变或基因型或等位基因。

所以，基因多态性，可不仅是基因"形态"上千姿百态的意思。这里所指的多态，更重要的是指基因在状态和功能上的彼此不同，即指不同的等位基因以及基因突变，共同构成一个基因"百家争鸣"的状态。

让我欢喜让我忧——纯合子、杂合子与用药

我们说到子代的基因是由分别来自父亲和母亲的两个版本共同构成。父亲版和母亲版的基因可能相同——也就是拥有两个相同等位基因的人，我们叫做这个基因的"纯合子"；当然也可能不同——拥有两个不同等位基因的人，我们叫做这个基因的"杂合子"。而我们眼睛的大小、鼻梁高低、发色、血型，甚至于脾气性格，都是由不同基因的父亲版和母亲版经过种种简单或复杂的组合和机制决定下来的。

或许你会疑惑，这两个等位基因相不相同，真的那么重要么？是的，纯合子和杂合子，里面可大有乾坤呢。

首先要讲的是，等位基因是分显性和隐性的。所谓的显性，就是当父亲和母亲的等位基因不同的时候，能够优势性压倒另一个等位基因而在孩子身上表现出自己的特点——我们称之为性状。而隐性基因自然是比较含蓄、默默退让、没有任何表现的那一个。

对于正常的基因，纯合子和杂合子的区别可能仅仅是一些性状表现不同。比如上面说到的直发基因和卷发基因。但对于致病

基因，则大有不同。白化病患者都是白化病基因的纯合子，而拥有白化病基因的杂合子则与正常人无异。但即使那个致病基因是显性的，患病程度在致病基因纯合子和杂合子之间也可能会有较大区别。

另外，对于我们个体化药物治疗来说，药物相关基因特别是药物代谢酶的基因，纯合子和杂合子常常是一个非常重要的分水岭。

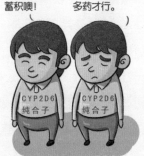

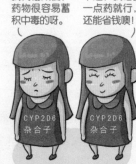

两种不同等位基因的纯合子，差别往往更值得注意。因为这决定了我们身体里处置药物的执行者——代谢酶，它的运行是快是慢，还是干脆罢工了？例如，我们体内有个代谢酶，名字叫做CYP2D6，如果它的正常基因用WT表示，突变基因用M表示，那么可以有正常基因的纯合子（WT/WT）、突变基因的纯合子（M/M）和杂合子（WT/M）。酶代谢能力很强的人拥有的基因型可以是WT/WT或WT/M，而基因型为突变纯合子M/M的则是代谢能力非常差的人。

对于大部分人，如果你是CYP2D6正常基因的纯合子或杂合子，代谢能力正常甚至超标，那么你喜的是药物通常不会在体内大量蓄积而导致毒性，忧的常常是药物消耗得太快了，须不停地补充"弹药"。如果你是CYP2D6突变基因的纯合子，虽然你的代谢能力比拥有正常基因的人弱，比较容易造成体内药物浓度超标而导致

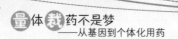

不良反应；但是，塞翁失马，焉知非福？你通常用较少的药量就可以达到所需的治疗浓度，这是基因为你做出的经济之选。

0.1%的大不同——基因多态性与用药

虽然在人类的基因组中，至少有99.9%是一致的，但个体基因组之间却存在大约0.1%的差异。而正是这0.1%的差异（基因多态性），导致了我们的多样性。

在医学和药学上这小小的差异具有重大的意义。

在我们开篇小故事中，研究发现，一些与吸烟相关的基因具有多态性。比如尼古丁受体5的两种不同类型，即S型和L型，就会导致戒烟难度在人群中的差异：L型吸烟者生来就比S型吸烟者需要更大的吸烟剂量，并更容易产生尼古丁依赖。不同的尼古丁受体基因型，会导致个体吸烟需求和行为的不同。所以，戒烟难易的差异，基因多态性是其中的主"因"。

而至于我们的肥胖基因呢？科学家已经发现了一系列与肥胖相关的基因，这些基因控制着我们的食欲、对食物的满足感，以及我们吃进去的东西有多少会被消耗掉。这些基因中与肥胖联系最为紧密的叫做FTO肥胖基因，当我们拥有正常的FTO基因，它会抑制我们的新陈代谢，降低我们对能量的消耗，更容易积累脂肪而导致肥胖；但如果它发生突变而失去了正常的功能，那么即使我们吃得多又不爱运动，体内的能量也会被大量消耗，轻轻松松就能远离肥胖。所以，你的肥胖基因有没有突变，可能会影响你一生的饮食呢。

因为基因的多态性，不同人对疾病的易感性或者抵抗性会不一样。同样是吸烟，有些人可能一辈子吸烟都很健康，没有肺癌的发生；而另一些人，也许对烟草的有害成分更加敏感，吸烟患上肺癌的风险大大增加。同样是喝酒，有的人就是能够将体内的乙醇转化为安全的乙酸；而另一些人却只能将乙醇转化为乙醛而大大增加了自己患肝癌的几率。

基因多态性，也意味着针对同样的疾病进行同样的药物治疗而效果却不尽相同：看起来一样的病症，使用相同的药物后，有些人病好了，有些人没什么效果，甚至有些人产生了很危险的不良反应。而这，正是"药物基因组学"（下一节为你详细介绍）研究的基础。可以说，没有基因的多态性，也就没有药物基因组学。药物基因组学的任务，就是要深入探索这奇妙的0.1%，将其中与药物相关的基因多态性打上标记，从而根据每个人的基因型，实现"独一无二"的个体化用药。

基因组学的来龙去脉

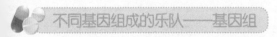

不同基因组成的乐队——基因组

人类生命的诞生是一个奇妙的过程：爸爸的一个精子，妈妈的一个卵子，组成一个受精卵，在子宫里生根发芽，十月怀胎，一朝

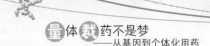

量体裁药不是梦
——从基因到个体化用药

分娩，一个新的生命就诞生了。爸爸和妈妈传给我们的精子和卵子里，各有一套完整的遗传信息，也就是说，父母分别给我们一个包括所有基因的完整基因组。每个基因就是乐队的一个成员，它们共同组成基因组这个乐队，奏响一曲曲和谐的生命之歌。

"基因组"这个概念历史悠久，它由德国植物学家汉斯·温克勒在第一次世界大战前提出。拥有最小基因组的是一些不能自己独立生存复制的微生物，例如病毒和噬菌体，它们只有1条染色体。刚才我们提到，人类的基因组是成对存在的，每个基因组由22条常染色体和1条性染色体组成，这里要注意，人类的性染色体有两种，X和Y，正常男性是XY、女性是XX。每个正常人都有一对基因组，也就是每人有46条染色体。不同生物体的染色体数目是有差异的，例如，同样是灵长类动物，黑猩猩有48条染色体，而人类只有46条；哺乳动物中，猫有38条染色体，狗的染色体数目则多达78条。

虽然生物的基因组形式多种多样，但其实它们都履行着一个共同的职能：储存、复制、编码、调控生命需要的信息，使得生命活动能够正常进行。

延伸阅读

　　人类拥有一"对"基因组，在一些生物体中，基因组未必成对，可以是单独一条链状的结构，不成对存在；有些生物体的染色体也不是"条"状的，虽然哺乳动物的基因组一般是线形结构，而大部分细菌的基因组是一条封闭的环形结构。

身体的图纸——基因天书

想必大多数人都有过自己动手堆砌模型或者玩具的经历。打开盒子，搬出材料，准备好剪刀、胶水……这时，可以兴冲冲地开工了么？不。还有最关键的一步——摊开图纸，并读懂它。

事实上，世间万物，从纸皮模型，到摩天大楼；从变形虫，到人类；从原子，到恒星；或微观，或宏观，都有着它自己的图纸、自己的"天书"——无形的规律，有形的架构，组成这纷繁多姿的大千世界。

> **基因天书**
> AGTCAGTACG
> TACGATGCTA
> TCGATCGATG
> CATCGATGCT
> ACGATCGATC
> GATG

看完上一节，我们认识到，遗传信息的载体是DNA，基因是可以控制生物体性状的DNA片段。基因是一本"天书"，这本天书既简单又复杂，这本书简单到只是由A、T、C、G4个字母组合而成；说它复杂，还真不是一般复杂，它包含着人们生老病死的规律，人类生长发育的信息，真是一个庞大繁琐的调控网络。

对于这个庞大的网络，对于基因组序列，如果我们找到基因和它们被调控的方式，就可以读懂身体，读懂疾病，从而解读我们生命的奥秘。

 基因组学的序幕——解读细菌的遗传密码

基因组学就是专门研究基因组的学问，要测定基因的密码排

三　神奇的基因说明书和个体化的药物治疗

65

列、为基因之间的关系画出草图，还要研究基因组的功能。

早在1980年，科学家就成功测定出一些简单生物体的基因组全序列。但是，这些生物体是寄生在别的生物体上的，缺少很多生命必需的结构。这个发现在当时并没有造成太大影响。

基因组学的真正登场，是在10多年以后的1995年，两位科学家宣布发现一种非寄生生活生命体的全部DNA排序。这是一种叫做流感嗜血菌的细菌，它具有独立生存所必需的功能和应对环境变化的招数。这个发现归功于美国科学家J·克莱格·温特，他发明了一种软件系统，能够快速进行大型的拼图游戏，省略耗时的DNA排序工作。破译流感嗜血菌的基因组是基因组学研究的里程碑，不仅仅因为它的DNA长度是之前所研究生物的10倍，还因为这是第一个非寄生生活的生命体，而且研究采用的方法对遗传学的研究也有重要意义。

一项改变世界的科学计划——人类基因组计划

解读"天书"——人类基因组计划

人类基因组计划，就是"遗传卷轴解读计划"。说白了，就是要把原本只有细胞内特定因子才能看懂的"天书"，想方设法让大伙用自个儿的眼睛就能读明白。

2000年6月26日，一个全世界为之震撼的日子。这一天，参与"人类基因组计划"的6个国家（美国、英国、日本、法国、德国、中国）的16个研究中心联合宣布人类基因组"工作框架图"完成。这是科学史上一个里程碑式的壮举。

基因组学最重要内容就是对人类基因组的研究。

　　人类基因组计划最早可以追溯到雄心勃勃的美国前总统尼克松。他希望办成一件"大事"，就是攻克癌症。他对这个梦想的重视，使得当时科学家对癌症的研究热火朝天，最终找到了攻克癌症的正确方向：破解癌症之谜首先应该破解人类基因之谜。

　　1986年，美国科学家雷纳托·杜尔贝克在他的一篇学术论文中率先提出"人类基因组计划"这个概念。这个词看似简单，其实是一项难以想象的巨大工程。试想想，生命的天书是由30多亿个词写成，如果这本书有一张报纸这么大，总共就需要20万页纸才能写完！这样一个雄心勃勃的计划让一贯冷静严肃的科学界沸腾了，围绕这个计划的利益得失、是非曲直等，不同领域的科学家们甚至社会学家、政客们展开了长达数年的马拉松式大辩论。从科学界的泰斗、诺贝尔奖得主到青年俊杰，可谓人人上阵、个个争先，"哥吵的不是架"，而是人类的未来。于是1990年，人类基因组计划带着30亿美元（就是破译一个词一美元的概念）的巨额投资轰轰烈烈地在美国启动。随后，英、日、法、德、中也先后参与该计划，并形成了国际联盟——在这个历史性的解读任务上，各国表现得空前的团结——开"基因天书"这个卷，人人有益嘛。

　　人类基因组计划是人类历史上一次划时代的创举。原子弹计划和登月计划靠的是个别国家的"单打独斗"，人类基因组计划却是人类历史上第一次不分大小、强弱、种族、肤色，由多国科学家一起实现的一项重大科学项目，而且所有的进展、所有的数据、所有的实验资源随时公开，让全世界研究人员免费享用这个人类共同的财富。这在

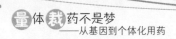

人类科学史上还是史无前例的。

但到2011年的今天，我们可以看到，事情其实进展得远不如设想般顺利。尽管超过90%的信息已经被人们读出来，但在这比海量还海量的信息对比与筛选中，目前能被确定有意义的片段远远少于原先设想的数目。

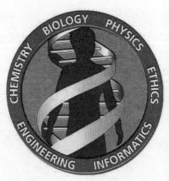

美国能源部人类基因组计划徽标

总之，人类基因组计划正经受着各种考验，不断发展完善，走向未来。从遗传信息的卷轴读懂身体，读懂疾病，甚至找寻到人与人之间所有差异的根本源头，正是人类基因组计划的终极目标。

人类基因组计划的"工作框架图"

一个聪明的旅行者，来到一个新的地方，第一件事就是要买一张详细的地图，从上面了解到这个地方的街道、名胜古迹、公共设施、娱乐场所等信息。那么，人的基因组能不能也来画张"图"呢？答案是肯定的，只是，它的难度比绘制地图要大得多。

2000年6月26日人类基因组计划的"工作框架图"完成了。这是人类基因组计划的第一步，也是最重要的一步。这是一个意义非凡的"草图"，人类基因组相当庞大，按照当时的技术水平，人们只能一次一小段一小段地测定，再"组装"起来，先做一个大致的"草图"，也就是"工作框架图"，然后在"工作框架图"的基础上，进一步精心制作出"精细图"。

由此可见，所谓工作框架图，就是一个个部分重叠的小碎片形成的一幅拼图，再确定这些小碎片在人类染色体上的精确位置，这被科学家们称为"组装"。在这个"工作框架图"中，87%的基因组序列已经组装了起来。中国科学家完成这个浩大工程的1%，我国承担的工作区域位于人类3号染色体短臂上。

　　当然，这个"草图"的作用一点也不含糊，它使得人们详细认识了基因组的结构，识别和解析了许多基因，将某些疾病的相关基因进行了定位，发现了特定的一些基因突变等。更加重要的是，接下来的工作，就是要在"工作框架图"的基础上，进一步增加小碎片的覆盖率，填补草图中的空隙，完成最后的"精细图"。

　　可见"工作框架图"虽然只是人类基因组计划的第一步，却是最重要的基础。

延伸阅读

　　准确地说，人类基因组计划画出的"地图"是一套的，总共有4张，用行话来说就是：遗传图、物理图、序列图、转录图。

　　具体过程很复杂，遗传图就是通过人类的一些疾病和生理特征，确定一个基因在染色体上的大致位置，用"基因的剪刀"——限制性内切酶，从基因上切割下来，详细分析。物理图就是对一段段DNA精确测定，设置一个个路标和铺下路轨，为序列图绘制需要的大规模测序做准备。序列图是最艰巨的一部分，就是要把30亿对核苷酸的基因组全部DNA序列测定出来。最后是转录图，就是要搞明白我们的遗传密码是怎么一个个被我们的身体表达出来的。

基因组学不是一个传说，它将改变我们的生活

基因决定一些人是蚊子的"最爱"。

有些人天生就是蚊子热爱的"类型"。被蚊子叮咬后，有些人瘙痒难耐、红肿几天不退，有些人很快就好了。人们是否容易"招惹"蚊子，以及对蚊子叮咬后的反应，85%是由基因决定的。

所以，爱招惹蚊子，得怨基因。

我们常说有的人天生聪明，有的人天生智商就差一些。现在甚至连小朋友，在被家长或老师批评时，也会理直气壮地说：我的基因不好，所以学习这么差！

基因，已与我们的生活息息相关。而专门研究基因的基因组学，也将渐渐改变我们的生活。

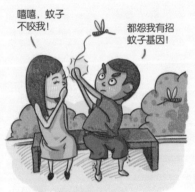

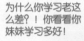

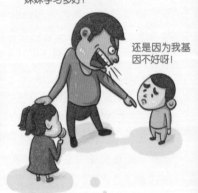

三本基因天书带来什么?

人类的基因天书其实有3本。一本是人类历史书,它记载了人类的进化和迁徙的过程;一本是人体使用说明书,它详细描述了整个身体的构造和运行情况;还有一本就是保健全书,它可以指导医生进行诊断和药物治疗。拥有这三本书,我们的生活就会发生翻天覆地的变化。

基因组包含一个人最关键的秘密,也许将来有一天,每个人都可以测定自己全部的基因序列,而且不会花费太高,这些基因信息就可以全部储存在一张光盘里面,或者储存在每个人的身份证内,医生把这张光盘放进电脑就能读出患者的每个基因,就可以知道这个人容易得哪些疾病,平时生活须注意什么,使用怎样的药物最有效等。

总之,有了基因组这本天书,我们将更加了解自己,更能主宰自己。

读懂天书——疾病诊断、个体化用药与治疗

如前所述,在人类个体基因之间0.1%的差异,导致了我们的多样性——为什么我是张三你是李四,为什么你容易感冒我容易发烧,为什么不同人之间药物代谢会相差巨大,为什么对药物的反应会多种多样?

所以,读懂天书,在天书的某一章某一节深入探索这奇妙的0.1%,在这些0.1%多态性基因上打上标记,我们就可以读出这个人是否喝酒后容易醉,是否对果糖消化得特别快,是否更容易得糖尿病甚至肝癌。更值得重视的是,除了用于发现疾病相关的基因,

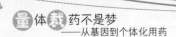

这本天书上特定的差异也可以用来帮助揭示为什么某些药物对一些人比另一些人效果好，从而实现根据个体的遗传特征进行"量体裁药"。

人类基因组学计划，尤其是针对单核苷酸基因多态性（SNP）的研究分支，将促进基因诊断、个体化治疗的发展。在不久的将来，医生也许可以根据不同人的基因情况"因人施药"，采用最有效、最安全的治疗方案，提高我们的生活质量，这将是人类基因组计划带给人们的福音。

从"一概而论"到"以人为本"，基因天书的解读将为人类疾病的诊断、个体化的用药和治疗带来质的飞跃。

药物基因组学
——个体化药物治疗的美丽彩虹

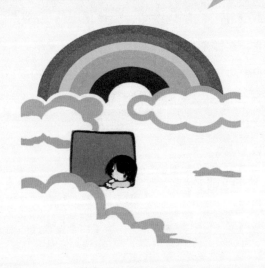

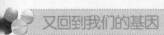

站在巨人的肩膀上——在遗传药理学上发展起来的药物基因组学

这样的未来也许不再只是幻想：将来，我们生病看医生，随身带着我们的基因身份证，医生把电子身份证放进电脑就能读出我们的每个基因，就可以知道哪些基因让我们得这些疾病，使用什么样的药物最安全、最有效、最经济，哪些代谢酶处置这些药物，这些酶在我们体内的多态性是怎么样的？这样，医生就可以为我们量身制订一套合理的用药和治疗方案，而不是无论你高矮肥瘦都一天三次、一次三片的用量。

药物是一把双刃剑，我们希望它不多——因为是药三分毒；也希望它不少——因为量少了疗效不够。但这又是何等艰难的目标，因为我们每个人作为不同的个体，彼此间的差异可不仅仅是相貌和体重。翻开人类基因组学的天书，说不定能找到答案。

其实早在20世纪50年代，人们就发现，不同人之间的药物代谢酶可能存在着差异。比如同样是喝酒，有的人千杯不醉，有的人却一杯就倒；有的人喝一点脸就红得像关公，有的人喝多少杯都气色如常。这种人与人之间酒量和脸红反应的差异，主要是由我们体内一种叫做乙醛脱氢酶的差异造成的。当我们喝了酒，首先通过乙醇脱氢酶将酒精也就是乙醇转化成乙醛。然后呢？差异就此产生——有的人体内的乙醛脱氢酶能够将乙醛迅速转化为乙酸，而有的人虽然也有乙醛脱氢酶，但却是突变型的，一个基因突变导致了乙醛脱氢酶不能正常工作。在我国，大概有一半的人

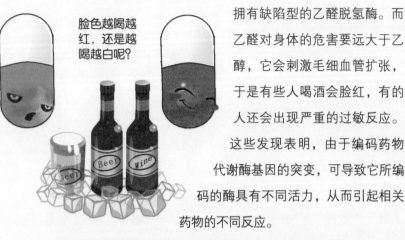

脸色越喝越红，还是越喝越白呢？

拥有缺陷型的乙醛脱氢酶。而乙醛对身体的危害要远大于乙醇，它会刺激毛细血管扩张，于是有些人喝酒会脸红，有的人还会出现严重的过敏反应。

这些发现表明，由于编码药物代谢酶基因的突变，可导致它所编码的酶具有不同活力，从而引起相关药物的不同反应。

所以，遗传因素是造成药物反应个体和种族差异的最主要原因。已有50年历史的遗传药理学（Pharmacogenetics）研究的就是遗传变异引起的药物反应个体差异。而自从人类基因组计划实施和完成以来，药物基因组学（Pharmacogenomics）也应运而生，它研究遗传变异如何影响药物反应，和遗传药理学相辅相成共为一体，研究人类遗传机制在药物反应中的作用。

在人类基因组学鉴定和定位的成千上万个与人类健康相关的基因突变位点中，与药物相关的突变位点不计其数。而药物基因组学就是在这些位点的基础上，研究相关的基因突变对药物体内过程的影响，从分子水平证明和阐述药物疗效以及药物作用的靶位、作用模式和毒副作用；并且通过这些研究，确定药物和选择剂量，为患者制订更为合理的、个体化的给药方案。

药物与基因不得不说的那些事——药物基因组学

那么，药物基因组学到底研究什么呢？

首先，不得不说的是药物基因组学和疾病的关系。每一种疾病，在我们的基因中都记录在案，当我们通过药物基因组学将其元凶——致病基因定位，或者是缉拿了疾病的帮凶后，就可以针对它们而使用特定的药物进行治疗。

　　但治疗的过程中，因为每个人的遗传差异，会导致体内与药物代谢或转运相关的代谢酶或转运体存在差异，从而导致不同个体血液里药物浓度的差异。

　　比如作为药物改造器的药物代谢酶，其作用在整个治疗过程中不可小觑。如果某个药物代谢酶基因发生突变而导致这个药物代谢酶不工作了，那么药物很快就会在身体内堆积而产生不良反应。当然，如果突变导致它一下子效率倍增，药物代谢加快，这对患者也是个苦恼——用药却总是达不到疗效，换谁都觉得有点沮丧。

　　又比如药物转运体——这些在细胞里里外外忙忙碌碌运输药物的"泵"，它们也时常会突变而出现个体差异，有人的泵特高效，有人的泵懒洋洋不想工作，从而最终导致药物浓度和效果不一样。而药物基因组学通过研究与这些药物运输或代谢相关基因的突变位点，找出这些基因突变和药物相关代谢酶或转运体的关系，预测药物在不同个体内的处置情况，从而制订出个体化的给药方案。

　　与此同时，人们在研究疾病相关基因和药物代谢酶相关基因时，对疾病机理也有了进一步的认识，常常会发现新的药物靶点——药物在体内的合作伙伴。在新药研究越来越困难的今天，只有深入从药物基因组学研究入手，采用特异性、针对性的药物

三　神奇的基因说明书和个体化的药物治疗

研究策略，而非简单的化学合成大量筛选，才会打开新药研制的新局面。

老友鬼鬼——药物基因组学和个体化药物治疗的亲密关系

随着基因组时代的到来和人类基因组计划的完成，单纯从年龄、性别和健康状况等角度出发的传统"个体化用药"已远远不够。

而如何才能针对不同患者制订出合理又安全的用药方案呢？这必须借助药物基因组学的力量。基因突变是出现任何表型变化的根本原因，遗传因素是导致药物反应个体化差异的源头。药物基因组学研究已经证实，药物相关基因的多态性是导致个体间用药存在差异的重要原因。所以，个体化给药不仅势在必行，而且必须从基因差异入手。

那么，真正意义上的个体化药物治疗应该是利用先进的分子生物学技术（包括基因芯片技术）对不同个体的药物相关基因（药物代谢酶、转运体和受体等基因）进行解读，临床医生可以根据患者精细的基因信息进行"量体裁衣"的给药方案设计，以提高药物疗效，降低药物不良反应，同时减轻患者的经济负担。这就是基因导向的个体化药物治疗，它是药物基因组学与临床药物治疗的完美结合，具有划时代的意义。

不言而喻，你也许很容易看出：药物基因组学与个体化药物治疗之间千丝万缕的亲密关系。又或者说，药物基因组学的最终使命，就是为了实现"个体化药物治疗"这个梦想。

各有各精彩——药物代谢酶的多态性

得益于我们不同个体基因身份证的千差万别，我们得以区分你我他。每个人都有鼻子，但是每个人的鼻子长得都不一样；同样的，对于每个人体内的药物代谢酶，虽然都是那几百个拼凑起来的小蛋白质团，却也不尽相同，各有各精彩。

进入体内的药物，就像原料进入一个大型加工厂，经一条或者几条生产线加工成为成品后，有活性的被运送到身体需要的部位去参与身体治病疗伤的"建设项目"中，或被错误地输送到不合适的部位堆积起来变成危害机体健康的污染源；而加工后没有活性的成品，成为形如工业废品的角色，将被送到排泄器官去，等候被清除的命运。

我们知道，一家橡胶厂里，生产线里进去的都是橡胶原料，出来的却有气球，有雨鞋，有轮胎，还有形形色色大小不一的橡胶管道。黑不拉几的车轮子竟然跟色彩绚烂的气球是同一种原料生产出来的？为什么会这样呢？原来是各自的生产线不一样。就拿雨鞋为例吧，生产线里面倘若装错了那个小小的模子，就会使原来生产左脚雨鞋的生产线加工出右脚的鞋子。同理可得，倘若我们体内负责加工药物的药物代谢酶出了什么改变，轻则可能改变药物的加工效率，重则可能使该条生产线瘫痪，最终导致机体对药物的加工能力降低或无法加工。

生产线加工效率下降，或生产线数量减少，均会导致工厂对原料的加工不力。那么，我们来看一下，造成人与人之间药物代谢酶

三　神奇的基因说明书和个体化的药物治疗

加工药物效率差异的原因有哪些呢?

其一,代谢酶的活性改变。由于基因天书里出的岔子,这个酶在组装的时候就已经出了差错,组成该酶的某个或某几个氨基酸被偷龙转凤,错误安装在非关键区域还好,若是碰巧错误安装在加工功能的敏感区域,就会令药物生产线最终产出伪劣商品。虽然在极少数非常幸运的错误中,这些酶会因祸得福有了更高的加工能力,但机体原本的平衡也会被打破,所以这些基因导致的改变带来更多的是坏结果——于是,当这个酶付诸使用的时候,对本该被加工的药物识别错误、夹不稳导致药物脱落加工失败或者加工效率慢得像引擎少了根螺丝的老爷车等的错误自然层出不穷。瞧,假冒伪劣的现象,原来不是奸商首创,早在人类诞生的时候,已经在我们体内的药物代谢酶上出现了。

其二,代谢酶的数量改变。还是由于基因天书出的岔子,调控药物代谢酶组装的区域出现了错误信息,导致身体组装代谢酶的订单数目被改变。跟前文类似,在少数情况下,身体错误地组装出多于大部分人平均数量的酶,而更多情况下,则是组装少了。结果呢,生产线少了,药物加工速度自然慢了。

正因为我们彼此间基因天书上就已经存在的差异,使你我他的酶,也分了个你我他。酶活力高的,或者数量多的,用相关药物的时候就得多吃点,以应付体内那高加工速度;相反,酶活力低的,或者数量少的,就得降低剂量,免得体内药物加工不及,蓄积成堆——要知道,谁也不想稀里糊涂因为药物过量而承受不必要的严重后果。

通过代谢酶基因型检测制订个体化用药方案

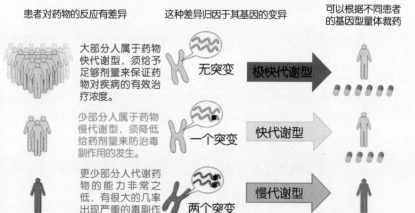

| 患者对药物的反应有差异 | 这种差异归因于其基因的变异 | 可以根据不同患者的基因型量体裁药 |

大部分人属于药物快代谢型，须给予足够剂量来保证药物对疾病的有效治疗浓度。

无突变　极快代谢型

少部分人属于药物慢代谢型，须降低给药剂量来防治毒副作用的发生。

一个突变　快代谢型

更少部分人代谢药物的能力非常之低，有很大的几率出现严重的毒副作用。

两个突变　慢代谢型

上图就是以我们代谢酶基因为导向的个体化药物治疗过程。下面，我们再来看一些经典的例子。

CYP2D6多态性——异喹胍的故事

CYP2D6，又叫异喹胍氧化代谢酶，由497个氨基酸组成，是第一个被确定由单基因控制的CYP450酶。顾名思义，降血压药异喹胍就是它负责催化代谢加工的经典药物之一。尽管这个酶仅占肝脏中总 CYP450 的1%~2%，但它却有着四两拨千斤的能耐，催化代谢的药物达到总CYP450代谢药物的30%。CYP2D6参与代谢的药物还包括β受体阻滞剂、抗心律失常药和三环类抗抑郁药等。也就是说，有高血压、心脏病或者抑郁症的患者，就得留心这个酶了。

回到异喹胍身上，这个药物将带领我们一窥CYP2D6多态性对药物代谢到底有多大的影响。异喹胍进入体内之后，经过CYP2D6的催化，成为无药物活性的代谢产物4-羟异喹胍，然后经过尿液排出体外。这个代谢过程看似简单的一句话就可以说完，其实不然。在一个研究中，科学家们在受试者口服异喹胍后，测定了他们尿液中异喹胍与4-羟异喹胍的比例（称为代谢比），以此来判断受试者的CYP2D6代谢异喹胍的能力。这一测可不得了，一堆惊人的数据出现了——不同受试者间，代谢能力的差异最高竟达1万倍以上！药物代谢酶导致的个体差异，居然如此巨大！

于是，科学家们根据代谢能力的差异，把CYP2D6 在人群中分为4种表型：弱代谢型（Poor Metabolizers，PM）、中间代谢型（Intermediate Metabolizers，IM）、强代谢型（Extensive Metabolizers，EM）和极快代谢型（Ultra-extensive Metabolizers，UEM）。

CYP2D6在人群中的表型分类

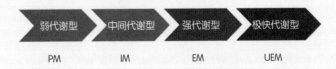

弱代谢型　中间代谢型　强代谢型　极快代谢型
PM　　　IM　　　EM　　　UEM

顾名思义，PM者体内CYP2D6药物代谢能力是最低的，这部分人群由于基因天书上单个碱基信息的缺失或者替换，引起CYP2D6组装时氨基酸序列大面积地出错甚至丢失，于是，出现了一堆怠工的CYP2D6。而IM者，属于快代谢者中相对较慢的一部分，他们携带的基因天书里的遗传信息突变导致了CYP2D6酶活性略微下降。EM者，是正常人群的代谢表型，他们体内产生正常的CYP2D6酶表达，药物代谢既不过慢，也不过快。至于UEM者，因为遗传信息的改变，身体错误地表达出比正常人多N倍的CYP2D6，于是导致他们体内CYP2D6的代谢能力，那个强哟。

所以，对应地，这些CYP2D6代谢能力高高低低不同的人群，在服用异喹胍等由CYP2D6加工代谢的药物时，为了有效地达到应有药效，而且不因药量太高而出现毒副反应甚至危及生命的情况，就要根据上述的CYP2D6分型区别对待，用药剂量随着PM到UEM逐渐提高。正所谓，用药也来个趋吉避凶。

CYP2C19多态性——美芬妥英，因人各异的"美"

有这样一个经典的抗癫痫药物，叫美芬妥英。它很特别，就像是一对互成镜像的双手，有S-美芬妥英和R-美芬妥英两种结构，在偏振光下，两者具有相等的旋光能力，但旋转方向相反，S为左旋，R为右旋。

因为两者的化学和物理性质相似，临床的美芬妥英药物制剂是两者的混合物，称为外消旋物。但生命就是如此神奇，到了体内，这对互成镜像的物质却被我们的药物代谢酶识别了出来，并按照不同的途径催化加工，进而排泄。它们就像是一双鞋子，总是一起出售，但买到鞋子的人，总能分出哪只是左脚，哪只是右脚，然后对号入座。

能把S-美芬妥英从众多药物中认出来并进行代谢的，就是CYP2C19。它由490个氨基酸组成，也称S-美芬妥英4′-羟化酶。CYP2C19能把S-美芬妥英代谢成无活性的4′-羟基化产物，使其可以与葡萄糖醛酸进行结合，并从尿液排出体外。

与CYP2D6相似，基因天书上与CYP2C19有关的遗传信息的改

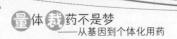

变也会导致这个酶的代谢能力出现个体差异。单位点的信息改变，即可导致CYP2C19酶活性或者数量的下降，从而使机体代谢S-美芬妥英的效率有所减慢。根据该酶的活性大小，人群被分为强代谢者（EMs）和弱代谢者（PMs）。EM的CYP2C19活性显著高于PM，也就是说，在EMs的体内，S-美芬妥英将比在PMs体内代谢快得多。

同时，CYP2C19多态性不仅存在个体的差异，而且在不同种群之间，PM的发生率也有显著的不同。

因此，为了能够更加安全有效地应用美芬妥英，最佳的方案便是检测患者身体关于CYP2C19的相关遗传信息，根据他们的基因特点来判断PMs或EMs，从而调整相应的用药剂量。

延伸阅读

研究者发现，白种人中PM的发生率为3%~5%，而黄种人中PM的发生率高达15%，黑种人则介于白种人与黄种人之间。造成这种差异的根源，在于不同人种基因天书产生突变的位置或者概率不一样。例如，编码CYP2C19正常酶活性的遗传信息是CYP2C19*1，而全球目前发现CYP2C19至少存在5种突变基因、9种等位基因；然而，科学家发现中国人体内PMs的表型几乎均为CYP2C19*2和CYP2C19*3，罕见突变基因仅发现CYP2C19*5。不同民族的CYP2C19遗传信息突变差异，成为各人种体内CYP2C19酶代谢能力差异的遗传基础。

药物代谢转移酶多态性的经典——NAT

是药三分毒——我们又要老调重弹了。一些毒性大而且排泄得慢、喜欢赖在身体里不愿走的药物，倘若药物代谢酶对其的催化加工速度减慢，带来的副作用和毒性反应将不堪设想。

其中最典型的例子莫过于N-乙酰化转移酶（NAT）了。人体内有两种NAT：NAT1和NAT2。药物的乙酰化代谢多态性主要和NAT2基因变异有关。这个酶在体内催化多种药物和致癌原物质的代谢，其活性直接影响药物毒性反应的强弱。受NAT2乙酰化代谢的药物，有磺胺、苯乙肼、普鲁卡因胺、硝基安定、肼苯哒嗪和氨苯砜等，还有治疗结核病的经典药物——异烟肼。

结核病，是除艾滋病之外死亡率最高的感染性疾病，在医药科学还不发达的年代，曾一度跟死亡画上等号。直到异烟肼、利福平、吡嗪酰胺等结核化疗药物的出现，结核病终于有了治疗之法。异烟肼可以有效地抑制结核菌菌壁分支菌酸成分的合成，达到杀灭结核菌的目的，是结核治疗历程上一个里程碑式的药物。但"有效"并不是它的全部，它还"有毒"——长期用药后，异烟肼可能会在体内蓄积，引起周围神经炎等毒副作用。那是否把药物快速代谢掉就安全了呢？非也。异烟肼在体内NAT2作用下经乙酰化失去活性后才能排泄，但人们发现，其中一些代谢物如单乙酰肼，具有肝毒性，可在肝脏内转变为强烷化剂，引起肝炎甚至肝坏死。

异烟肼毒，异烟肼代谢物也毒，哪个多了似乎都不是什么好事情。这时用药剂量的调整就成了趋吉避凶的关键。而调整的依据和关键，就是异烟肼代谢酶NAT2的多态性了。

其中，慢乙酰化者异烟肼代谢缓慢，药物在体内停留的时间延长，蓄积，引起肢端疼痛、麻痹，甚至中毒及发生周围神经炎等不良反应。而NAT2活性较高的快乙酰化者，因为机体能迅速加工代谢异烟肼，所以得以避免上述这些毒副作用，但由于代谢物单乙酰肼增多，发生肝损害的机会却大了。因此，对于慢乙酰化者，异烟肼的服药量应该相应地降低，以降低体内药物过量堆积的风险；而对于快乙酰化者，在适当提高异烟肼剂量以保证抗结核疗效的同时，还得密切注意保护自己宝贵的肝，警惕肝损害的发生——否则病没治好，倒弄坏了肝，那可亏大了。

不过话说回来，如果你是亚洲人，碰巧在用异烟肼，那么你也不必太害怕，因为人群中NAT2多态性的分布也是有种族差异的，慢乙酰化表型在白种人中发生率达40%~70%，而在爱斯基摩人和亚洲人中仅5%~10%，比白种人低得多。

究竟多有趣？——药物受体的遗传多态性

在人体内，有一种东西，叫做受体。受体是细胞表面或亚细胞组分中的一种分子，可以特异识别、结合有生物活性的化学信号物质（配体），从而激活或启动一系列生物化学反应和生物效应。受体就像是一个个支配着各种生理效应的锁，等待着被特异性的配体——钥匙来开启。很多药，通过作为或模拟特定受体的配体，从而结合在受体上，启动或关闭特定的生理效应，以达到治病的目的。

镇痛，镇着镇着就上瘾了？

在戒毒所里，家人见到了他。这位曾经在硝烟弥漫、炮火肆虐的战场上无所畏惧、奋勇冲锋的铮铮汉子，如今已经被毒瘾残酷地吞噬了眼睛里最后的一丝神采。

那是一个纷乱的夜晚，他躺在战壕里，战斗机轰鸣声、爆炸声、战友的呐喊声，震耳欲聋。军医看着他那被炮弹碎片击中而发炎溃烂的右腿，没有说话。但他知道，是该做决定的时候了。于是，他的性命有幸得以被挽救，代价是，一条被截去的右腿。在那物资严重匮乏的战地，手术器械尚且谈不上齐备，更何况包扎和辅助愈合的东西了。从战场回来之后的每一天，他都在截肢伤口的异常疼痛中度过。

当地的医生给他开了正常剂量的吗啡，这是唯一能让他感到剧痛稍微缓和的东西。但随着日子一天天过去，他却渐渐对吗啡产生了不明来由的渴求，身体的不适感愈发强烈。医生开的正常剂量再也不能满足他，这位曾经冲锋陷阵的退伍军人渐渐成了一名瘾君子，陷入了精神崩溃的境地。

家人看着他那万分痛苦的容颜，心中是无限的不解——按剂量服药镇痛而已，何以成了瘾？疼痛可怕，难道镇痛药更可怕？

不是疼痛的错，也不是镇痛药的错。其实，一切是受体多态性惹的祸。

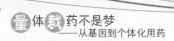

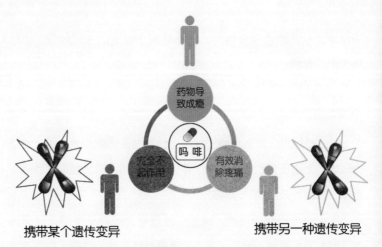

携带某个遗传变异 　　　　　　　　　　　携带另一种遗传变异

　　脑组织中，由人类MOR基因编码的μ阿片受体，是阿片类药物得以发挥镇痛效果的主要作用位点。临床研究显示，人体对疼痛的敏感性和阿片类药物镇痛效应的个体间差异，与这个阿片受体基因多态性有关。科学家通过大规模测序，在 MOR 上鉴定出了可能会出现遗传信息突变的40个单核苷酸位点，其中有8个氨基酸序列发生改变。这些位点突变后，阿片受体对其特异性配体的亲和力可增加3倍，也就是说，如果对这类人群使用阿片类药物，将因为其脑内阿片受体与药物更高的亲和力而得到更好的药物镇痛效果。

　　外来药物的干预，得到了比预期更好的治疗效果，这是很理想的状态了吧？然而不要忘记，身体的内环境就像一个处于平衡状态的天平。在生理状态下，许多介质、激素本身就具有调节靶细胞受体数目的功能。当受体亲和力太高，或者因为持续使用药物，造成受体持续受到配体的激动，身体就会开启负反馈的自我保护机制，发出生物信号，使相应的受体减少来恢复原有的平衡，称为向下调节（Down Regulation）；相反，使受体数目增多，则称为向上调节（Up Regulation）。

当机体启动了受体的向下调节机制，受体的数目下降，这时即使受体与药物的亲和力再高，药效也会被迫下降——钥匙和锁吻合得再好，如果没那么多个锁，即使有一大堆钥匙也是"巧妇难为无米之炊"嘛！这时候，药效的下降很自然地让人们想到了增加服药的剂量，然而增加体内药量之后的结果是什么呢？身体发现体内的配体还是出奇的多，为了保护自己原有的平衡，只好进一步下调受体的数量。——恶性循环啊！这种现象，就是药物的耐受性。

要避免耐受，那就只好减药了吧？然而体内药量一减少，机体早已习惯了之前长期处在高配体的环境中，现在这些外源性配体数量突然下降，哪能适应得了，于是生理上和精神上便爆发了对继续用药的渴求。这就是药物的成瘾性，也称为药物的依赖性。

因此，阿片受体基因多态性在身体对应激、疼痛的耐受性和阿片类镇痛药物成瘾性方面起着重要作用。鉴于本身携带有MOR基因突变的人群体内阿片受体亲和力高，临床上应给予较低的初始剂量，这样才能更好地避免药物导致的受体数目调节紊乱和成瘾。

改头换面，避"药"耳目的好方法

曾经有一个犯人，正在被全国通缉。大街小巷都贴满了他的大头照，下面标着黑黑的大字：通缉犯。全国人民都认得他了，他只要露个脸，说不定路旁一小孩都可以把他认出来。该怎么逃跑呢？
这个犯人狠了狠心，躲起来用小刀把自己毁容了。于是当他张扬着
那张面目全非的脸在城市里穿街过巷的时候，很久也没有被人们认
出来。直到有一天，一个资深的警察从他的眉目间认出了他，终于
把他捆进了天牢。

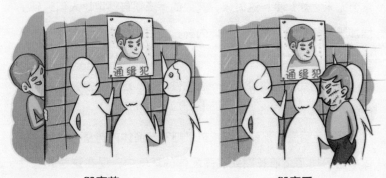

毁容前　　　　　　　　　　　　　毁容后

　　如前所述，药物分子通过与相关的受体结合来发挥药效。早在
出生时就牢牢记住了目标受体面目的这些药物分子，长着内源性配
体的样子，或者装得像极了内源性配体，进入体内迷惑那些"一根
筋"的目标受体，纷纷与其结合，启动受体激动效应从而启动相
关的生理效应——治疗作用开始了。但是，如果受体的基因出现
突变，会有什么结果呢？正如上述例子中面目全非的犯人一样，药
物分子进入体内之后可能很难识别出这个已经改头换面的受体，更
别提要高效地结合上去了——药效自然大大降低。正如锁被换了之
后，我们无法再用原有的钥匙去开启。基因多态性，让受体成功地
避"药"耳目了。

　　受到这样影响的药物有很多，其中不得不提的当数抗凝药物华

法林。这个有着强大药效的药物，是怎么被目标受体的基因多态性"忽悠得一愣一愣"而致药效下降，最终成为让无数医生小心再小心、谨慎再谨慎的药物的呢？请见"话说血管的抗堵与防洪"，文中自有分晓。

科技小·档案

基因——Gene，是编码蛋白质或RNA等具有特定功能产物的遗传信息的基本单位，是染色体或基因组的一段DNA序列（对以RNA作为遗传信息载体的RNA病毒而言则是RNA序列）。它是遗传信息的基本单位，位于染色体上编码一个特定功能产物。简单说来，它的主要身份就是传承遗传信息的基本单位和指挥生产蛋白质的功能单位。

基因组——Genome，是单倍体细胞中的全套染色体为一个基因组，或是单倍体细胞中的全部基因为一个基因组。

人类基因组计划——Human Genome Project，简称HGP，于20世纪80年代提出的，由国际合作组织包括有美国、英国、日本、中国、德国、法国等国参加进行了人体基因作图，测定人体23对染色体由$3×10^9$核苷酸组成的全部DNA序列，于2000年完成了人类基因组"工作框架图"。2001年公布了人类基因组图谱及初步分析结果。其研究内容还包括创建计算机分析管理系统，检验相关的伦理、法律及社会问题，进而通过转录物组学和蛋白质组学等相关技术对基因表达谱、基因突变进行分析，可获得与疾病相关基因的信息。

DNA——脱氧核糖核酸，是染色体的主要化学成分，同时也是组成基因的材料，是由一个个基本单位——脱氧核糖核苷酸连接而成。它是遗传信息的载体，同时也是指挥合成体内蛋白质的模板。通俗来讲，就是遗传信息的密码链。

三　神奇的基因说明书和个体化的药物治疗

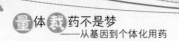
RNA——核糖核酸，也是由一个个基本单位——核糖核苷酸连接而成。它普遍存在于动植物、微生物及某些病毒和噬菌体内。在RNA病毒和噬菌体内，RNA是遗传信息的载体。而在真核细胞内，不同的RNA有着不同的功能，其中rRNA是核糖体的组成成分，而mRNA和tRNA在蛋白质合成的不同阶段分别执行着不同功能。

染色体——染色体是细胞内具有遗传性质的物体，易被碱性染料染成深色，所以叫染色体（染色质）。在细胞分裂间期呈现为丝状的染色质，而在细胞分裂期则折叠聚合成棒状的染色体，其本质是DNA分子和蛋白质组合而成的复合物。

核小体——核小体由DNA和组蛋白构成。由4种组蛋白H2A、H2B、H3和H4，每一种组蛋白各有2个分子，形成一个组蛋白八聚体，约200bp的DNA分子盘绕在组蛋白八聚体构成的核心结构外面，形成了一个核小体。简单说来，就是DNA和蛋白质进行压缩缠绕后变成核小体，核小体作为一个基本单位进而连接成染色质/染色体。

等位基因——位于一对同源染色体的相同位置上控制某一性状的不同形态的基因。等位基因控制相对性状的显隐性关系及遗传效应，可将等位基因区分为不同的类别——显性、隐性、共显性等。通俗来讲，就是一个基因的不同版本。

单核苷酸基因多态性——Single Nucleotide Polymorphism，简称SNP，是指基因组DNA序列中由于单个核苷酸（A、G、C、T）替换而引起的多态性，它是一种单个核苷酸的变异。通俗来讲，就是组装零件时拿了一个错误的零件代替了原本的零件装进去。

遗传药理学——Pharmacogenetics，研究遗传学多态性对药物反应（包括药物吸收、代谢、分布和排泄，药物安全性和耐受性，药物有效性）影响的一门科学。

药物基因组学——Pharmacogenomics，在药物遗传学基础上发展起来的，以功能基因组学与分子药理学为基础的一门科学，其应用基因组学对药物反应的个体差异进行研究，从分子水平证明和阐述药物疗效以及药物作用的靶位、作用模式和毒副作用。

　　药物靶点——药物靶点是指药物在体内的作用结合位点，包括基因位点、受体、酶、离子通道、核酸等生物大分子。简单说来，就是药物进入体内与之结合并发挥作用的合作伙伴。

四 解码基因导向性个体化药物治疗

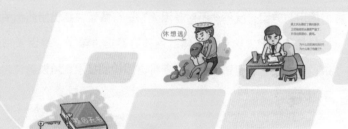

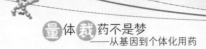

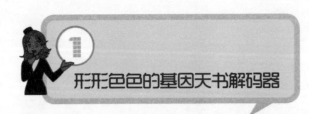

形形色色的基因天书解码器

基因导向的个体化药物治疗，是药物基因组学与临床药物治疗的完美结合。蓝图很美，可实施起来也要有"利器"才行，所谓"工欲善其事，必先利其器"。这里所需的利器就是形形色色的基因天书解码器。

我们要实现基因导向的个体化药物治疗，为不同的人制订出合适的用药方案，就不得不对基因天书进行解读，找出用药相关基因并作精细研究，为制订具体的用药方案提供依据。基因天书虽繁杂，但由于我们有解码器——各种基因检测技术，所以解读起来并不困难。

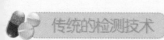
目前使用最广泛的传统检测技术，虽称不上高效，但操作简便、经济，很受医务工作者和研究人员的欢迎。下面，向大家介绍两种最经典的基因检测技术——PCR和DNA序列测定，一起来看看这两种技术是如何将基因解码的。

小·故事

坐着玩着等他的诺贝尔奖
——PCR技术发明者凯利·穆利斯

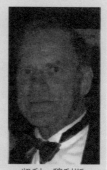

1983年4月一个周末的晚上，一位化学家驾驶着他的轿车在通往北加州红杉林县的山间高速公路上飞驰。突然间他兴奋不已，因为他想到了一件不可思议的事——DNA扩增技术。

凯利·穆利斯

这位科学家叫凯利·穆利斯。数月后，他发明了PCR技术。

当年，一下子几十篇有关PCR技术的文章出现在顶级的科学杂志上。后来，到处都开始了PCR技术的使用。

一种技术和方法要是被非常广泛地使用，那就是一个很好的成果，甚至可以因此获得诺贝尔奖。

不是吗？1993年，凯利·穆利斯就是因为发明了PCR技术而获得了诺贝尔化学奖。兴趣极为广泛的他，从此不做经典科学"不干活"，整天到海滩去冲浪去玩，去冒险去写散文写诗歌，去实现他更多的奇思妙想。

事实上，这么广泛被应用而且意义如此重大的技术，你真的几乎可以坐着玩着等诺贝尔奖。

四　解码基因导向性个体化药物治疗

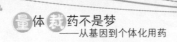
高效复印机——PCR

PCR对DNA检测技术而言是个质的飞跃。

大家知道基因是很小的一段DNA，而DNA在人体中含量很低，直接从细胞提取出的DNA的量不足以达到我们检测和研究的要求。这时，我们会使用PCR，先将需要的那段基因扩大几百万倍，再结合其他检测技术，分析相关的基因信息，最后针对不同的基因型，就可以制订出个体化的给药方案了。

PCR（Polymerase Chain Reaction），中文译作聚合酶链式反应，它是一种DNA放大技术，我们可以把它想象成一台基因复印机，在体外一个很小的试管里，它可以将需研究的基因复印几百万份。这台复印机效率极高，通常两三个小时内就能完成几百万份的复印任务。

PCR目前的应用十分广泛，从基因突变研究、遗传疾病检测，到亲子鉴定等，凡涉及基因研究的，几乎都和PCR有关。

用PCR仪检测，如同用微波炉一样简单？

就像烹饪菜肴须准备多种食材一样，PCR也是需要多种原材料才能进行的。PCR需要的原材料包括：模板DNA（即最原始的、从细胞中直接提取出来的DNA），DNA聚合酶，引物，4种脱氧核糖核苷酸dNTPs（包括dATP、dTTP、dGTP和dCTP），反应缓冲液等。

须指出的是，我们最初拿到的模板DNA是信息完整的全DNA，怎样选择性地扩增出我们需要研究的那小段基因呢？这个定位就全靠引物了。引物是一小段人工合成的单链DNA，它可以结合在须要研究的那段基因的外侧，作为一个起点决定PCR拷贝出来的就是我

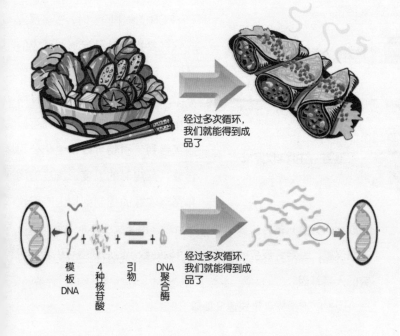

经过多次循环，
我们就能得到成
品了

模板 DNA + 4种核苷酸 + 引物 + DNA 聚合酶

经过多次循环，
我们就能得到成
品了

们所需的基因。也就是说，可通过合成不同的引物来选择性地扩增出我们需要的基因，特异性非常棒。

以前，我们要做一顿大餐，得先去菜市场买来各种食材，鸡要自己杀，肉要自己切，菜要自己摘洗，操作十分繁琐；而现在我们去超级市场就可以买到荤素营养搭配适宜的各种包装食材组合，唯一需要做的也许只是用锅炒一炒，或打开微波炉"叮一叮"，几分钟后就可以做出可口的大餐了。

像微波炉做菜一样，当反应成分的原材料齐全后，反应体系配好了，就可以进行操作了。先控制温度和反应时间，以变性、退火、延伸三个步骤为一个循环，使反应体系依次经过二三十个循环后，就可得到我们想要的、数量被扩增了几百万倍的基因。

四　解码基因导向性个体化药物治疗

97

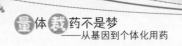

PCR技术刚问世时，很多反应成分需要我们自己配制，反应的温度、时间也需人工控制，操作繁琐。而如今，PCR已经高度商业化和自动化：各种成分都可以购买得到，引物可以请生化公司合成，反应时的温度、反应时间和循环次数的控制则均由PCR仪完成。研究者只需将模板DNA提取出来，再与反应体系混合，放在PCR仪里，设定好反应的参数，就可以在数小时后获得可供我们研究的大量基因。

现在PCR操作真是快速又简单。

过去：水浴箱式或机械臂式

变性	退火	延伸
(94℃)	(55℃)	(72℃)

现在：由PCR仪完成

延伸阅读

DNA聚合酶——以一条DNA链作为模板合成一条新的DNA链时所需要的酶。引物，是一小段与DNA模板配对的单链DNA或RNA，作为DNA复制的起始点。dNTPs：全称Deoxy-ribonucleoside Triphosphates，即三磷酸脱氧核糖核苷，是dATP、dGTP、dTTP、dCTP的统称，在生物DNA合成以及PCR中起原料作用。

话说酶切——不是用刀，而是用酶

酶切分析，又称为限制性片段长度多态性（Restriction Fragment Length Polymorphism，RFLP）分析。它的原理就是利用了限制性内切酶可特异地识别DNA上一小段序列，并可将它切开的特点。限制性内切酶与DNA上特定的序列，就相当于"钥匙"与"锁"的关系，限制性内切酶是"钥匙"，DNA上特定的序列就是"锁"。"钥匙"可解"锁"，且二者一一对应。一种特定的内切酶只能切断特定的序列，而对其他序列不管用。

例如，正常时，某段基因不具备被限制性内切酶识别的序列，当它发生了变异后，基因中就出现了可被识别的序列——"锁"，这时"钥匙"就可将它解开了；若在检测某个患者的基因时，用"钥匙"去试探，发现有"锁"的存在——基因被酶切断了，那证明患者该段基因发生了突变，于是，在制订给药方案时就要把这个因素考虑进去。

限制性内切酶通过识别特定序列来切割DNA

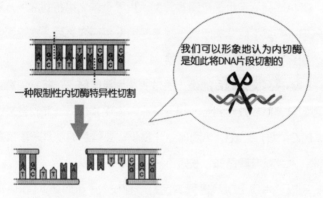

一种限制性内切酶特异性切割

我们可以形象地认为内切酶是如此将DNA片段切割的

酶切分析目前已很少单独使用，更多的是与PCR结合在一起，形成PCR-RFLP技术——即先用PCR扩增出待检测和研究的基因片段，再酶切，然后通过检测酶切产物来判断是否突变。

PCR-RFLP主要用于基因突变的检测和等位基因的分析。

四　解码基因导向性个体化药物治疗

　　限制性内切酶——生物体内能识别并切割特异的双链DNA序列的一种内切核酸酶。它是可以将外来的DNA切断的酶，即能够限制异源DNA的侵入并使之失去活力，但对自己的DNA却无损害作用，这样可以保护细胞原有的遗传信息。由于这种切割作用是在DNA分子内部进行的，故名限制性内切酶（简称限制酶）。

　　限制性片段长度多态性——全称Restriction Fragment Length Polymorphism，简称RFLP。RFLP分析是利用了限制性内切酶可识别DNA上特定的碱基序列，并将其切开的特点，对特定DNA序列的PCR产物进行检测，判断是否发生突变的检测方法。

抽丝剥茧般排序——DNA序列测定

　　DNA序列测定也是检测基因型、指导个体化用药的常用方法。若PCR-RFLP不能解决问题，就是基因发生突变之后，找不到合适的"钥匙"去解"锁"，这时候，DNA测序就"上阵"了。

　　DNA序列测定的目的是：通过收集大量的信息，将它们细致缜密地汇总，然后抽丝剥茧般揭开谜底、追逐真相——准确得知DNA中ATGC的排序。在DNA测序中，提供重要信息的就是一段段起点相同、末端核苷酸已知、长短不一的DNA小片段。

　　所以，本质上DNA序列测定是一种加入了ddNTPs（ddATP、ddTTP、ddGTP、ddCTP）的PCR。

　　DNA测序分手工测序和自动测序。手工测序出现得较早，包括Sanger双脱氧链终止法和Maxam-Gilbert化学降解法。随着DNA序列分析的自动化和商业化发展，目前几乎没人进行DNA手工序列分析了，自动化测序已成为DNA序列分析的主流。研究人员只要将自己的DNA样品准备好，进行简单的混合上样，即可让机器完成全部测序过程并打印出测序结果。或者直接把DNA样本交给提供测序服务的公司，很快就可以拿到精确的测序结果，效率高得很。这也让基因导向性个体化用药的可行性更强。

目前DNA测序技术和成本控制的重大突破，使得2009年的测序费用相比1999年的测序费用大幅度减少。前述耗资30亿美元才能解读一份基因天书的吓人景象已成为过去，而这也极大促进了基因组学及个体化治疗的发展。可以预见，几年后人人拥有一张基因身份证的梦想将会成为现实。

延伸阅读

PCR可得到所需DNA的完整拷贝；类似地，DNA序列测定也得到许多DNA拷贝，但这些DNA拷贝并不完整，大多比原DNA短，即原DNA的"拦腰截断"版，这是ddNTPs造成的。不过这些长短不一的DNA片段有着共同的起点，而且末端核苷酸已知，通过检测、比对，就可得知DNA全序列。比如我们在反应体系中加入了ddATP，最后会得到许多不同长度的DNA小片段，这些DNA小片段起点相同，都以A结尾；再对这些片段的长度进行检测，就可知道原DNA中所有A出现在哪些位置。如此类推，也通过分别在体系中加入ddTTP、ddGTP和ddCTP来分别获得T、G和C的位置，再将四者结合起来，就可以抽丝剥茧地准确得知DNA中ATGC的序列了。

延伸阅读

ddNTPs：全称Dideoxynucleotide，即双脱氧核苷三磷酸，是一种特殊的核苷酸，与普通dNTPs不同，在脱氧核糖的3'位置缺少一个羟基，故不能同后续的dNTPs形成磷酸二酯键。

四　解码基因导向性个体化药物治疗

新型高效率检测技术——基因芯片

小·故事

基因芯片查元凶
美华裔儿小时查明SARS病毒

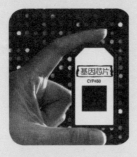

中新网2003年4月8日电 据美联社消息，两周前美国联邦疾病控制中心主管茉莉·杰柏丁在记者会上宣布，一种新的、变种的冠状病毒很可能就是造成严重急性呼吸症（SARS）的病毒。她所确认的SARS病毒可信度"超过90%"。找出这种病毒的幕后英雄是旧金山加大的一名研究员和一名华裔博士后。旧金山加大研究员约瑟·迪里西发明了这种辨别病毒的方法，他把大量人类病毒放进一块芯片中，通过芯片来筛查各种疾病的病毒，如果有人患病，但不知道所患何病，便可用芯片储存的病毒来查对，操作方式就像警方用指纹数据库来查对嫌犯的指纹一样。

当香港发现SARS之后，联邦疾病控制中心把患者的细胞切片交给迪里西，要他追查造成此病的元凶病毒。迪里西的发明使他的工作变得很简单，只花了数小时，便找出了"元凶"。迪里西把他的发明叫做"基因芯片"。

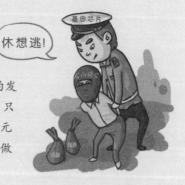

休想逃!

旧金山32岁的华裔博士后王大卫，曾协助迪里西把病毒基因放进第一块基因芯片中。王大卫写了大量复杂计算机软件，并帮助迪里西有效地用储存的基因来核对要检查的病毒。

他们的发现一直未获同行和生物科技公司的认同，直到两周前，他们轻易找出震动全世界、神秘的SARS元凶病毒后，他们两人因此一鸣惊人。

（摘自中国新闻网）

小·故事

基因芯片诊断孤独症　率先登陆广州

孤独症也称为自闭症，是一种常发生于在儿童的精神疾病。患病的孩子表现为孤独离群，不愿与人们建立正常的联系。患上这种疾病的孩子从小就不和父母亲近，也不愿意跟周围的人交往，别人呼唤他们也没有任何反应。这些孩子就像自己生活在天上一颗遥远的星星

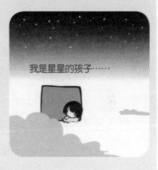

我是星星的孩子……

上，不属于这个世界，因此也被称作"星星的孩子"。

估计目前中国有150万甚至更多孤独症患者，为无数家庭带来巨大痛苦。孤独症的真正原因一直是医学界的一个"谜"，直到最近科学家们才发现原来孤独症是一种基因病，可以通过查找特定基因异常来诊断孤独症。美国哈佛大学吴柏林教授的研究团队运用基因芯片技术，在一台名为"全基因组高分辨率高通量微阵列基因芯片分析仪"的帮助下发现了一些基因位点异常，这些异常能够明显增加患孤独症的风险。

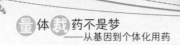

量体裁药不是梦
——从基因到个体化用药

> 2009年美国已将基因芯片诊断的方法用于孤独症患者的确诊，为孤独症查找病因提供客观指标。这一发现被《科学》杂志预测为2010年十大科技进展之一。
>
> 以前，这个诊断方法只用于西方人。可喜的是，2010年初，由美国哈佛大学吴柏林教授与广州市中山大学附属第三医院、广州医学院第三附属医院合作，将孤独症基因诊断的基因芯片技术及分析仪引入中国，并率先在广州"登陆"。怀疑为孤独症的患者，可利用基因芯片分析仪接受基因诊断，医生和家长就可以在患病初期症状还不明显的时候，及时诊断，及早进行干预和治疗。
>
> （源自《广州日报》）

基因芯片是啥玩意?

作为我们的生命密码，基因发挥着神奇的作用。但是再精密的仪器也会出错，一旦个体的某些基因发生某些突变，就可能导致人体患上某种疾病或对某些药物无效。

怎么检测某些基因是否发生了特定的突变呢?

我们可以使用上面介绍的各种常规检测技术。但是，可能突变的基因实在太多了，如果有一种技术，能够一次性把这些基因一一准确地检测出来那该有多好啊!

于是，有科学家设计了一种叫做基因芯片的东西，它能让多个突变的基因通通现形，就像警察破了一个犯罪团伙，端了贼窝，一次抓获N个贼! 怎一个爽字了得!

基因芯片的发展与计算机的发展有许多共同点。最初的计算机是一部体积硕大的机器，可能需要一整间房间才能放得下，后来科学家发现了以半导体硅作为主体的集成芯片，大大缩小了计算机的体积。

至于基因检测，最初人们只能用一些很繁琐的方法，把想要测定的基因一个个地测定出来。发展到后来，科学家用玻璃片、纤维片或者硅片等作为一个支持底板，把想要测定的生物分子密集地"粘贴"在上面（目前的技术先进，可以让成千上万的分子密集地排列在指甲盖大小的薄片上），从而一次性对大量的生物分子进行检测分析。再结合仪器自动检测和高速计算机的数据分析功能，便能够在很短时间内完成信息处理工作。

根据具体应用的目的，基因芯片产品有两种类型，一种是将不同的目标DNA分子固定在固体支持物上，可以同时对大量不同目标DNA进行分析；另一种是将用来测定的探针分子固定在支持物上，可以同时对一个目标DNA分子进行多种不同的探针序列分析。

那么基因芯片是怎么同时检测多个突变基因的呢？

首先，我们要获得用于检测的DNA样本，可以从人或动物的血液、口腔黏膜上皮等组织中经过一系列的处理获得。接着，利用PCR对含量极低的DNA进行扩增。再者，由于我们是看不见DNA分子的，所以要对待检测的DNA分子进行荧光标记（就像盖了个章或是染了色，使它能够发出荧光），以便检测机器通过看标记的荧光来看DNA分子。最后，就是杂交。杂交是利用DNA的互补配对原理，使用已知序列的单链核酸片段作为探针，去查找DNA分子中目标基因的方法。目标基因和探针是一一对应的，就像一把钥匙配一把锁，配对的钥匙会紧紧地嵌入锁里面，荧光的亮度会高些。因此，一旦DNA分子没有发生突变，则可以与芯片上相应的DNA分了完全结合，侦查仪上可以显示这个荧光点的亮度最强；如果DNA分子发生单链突变，则它们之间的结合不够稳定，侦查仪上显示这个荧光点的亮度稍弱；如果DNA分子发生双链突变，则它们之间的结合是最不稳定的，侦查仪上显示这个荧光点的亮度最弱。只要给不同的可能发生突变的基因染上不同的颜色，便可以通过侦查仪上的提示，同时获知多个突变基因的信息。

基因芯片只是一块比大拇指盖稍大的产品，但是却可以影响和改变人类未来的生活。

在开篇小故事中，科学家便是借助基因芯片技术迅速发现SARS病毒，为最终战胜"非典"赢得了时间。美国《财富》杂志曾指出，20世纪科技史上有两件事影响深远：一件事是微电子芯片，它是计算机和众多家电的心脏，改变了我们的经济和文化生活，并已进入每一个家庭；另一件事就是生物芯片，它将改变生命科学的研究方式，革新医学诊断和治疗，极大地提高人类健康水平。如果说20世纪是属于微电子芯片时代的话，那么21世纪则是生物芯片的时代。

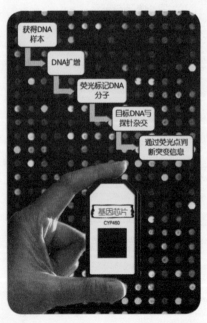

一旦科学家研发出含有所有致病基因及影响用药的基因的信息芯片，便可以完全改变如今的疾病诊断和给药模式，能够如同天气预报一样，预测每个人未来可能比较容易得哪种病、如何防治。在医院，医生只需要抽一

些血，经过处理，在芯片上将目标DNA与探针进行分子杂交反应，与之相连的电脑屏幕上立刻会出现纵横交错的荧光点，提示基因的变化情况，再通过计算机把基因语言翻译成医生能读懂的信息，便可对疾病做出准确的诊断并提供合理用药的信息。

目前，美国的Affymetrix公司生产三种商品化诊断芯片，分别为p53基因突变诊断芯片、艾滋病病毒基因突变诊断芯片和药物代谢酶CYP450基因突变诊断芯片。试想，疾病诊断芯片加上药物代谢酶基因突变诊断芯片，真可谓双剑合璧天下无敌，还愁不能实现个体化药物治疗？

延伸阅读

"基因芯片"（Genechip）这个词，已经被该领域的巨头Affymetrix公司注册专利，"基因芯片"是该公司生产某些产品的专有名字了。一般厂家生产的同类商品只能称为"DNA微阵列"，可见现在的竞争已经进入白热化阶段。

基因芯片是打开临床个体化用药的金钥匙

微小化并能同时快速大量地处理样本是基因芯片最大的优点。基因芯片催生了精确处方，可促进个体化用药的实现。个性化医疗最激动人心之处在于基因与医疗的完美结合。针对不同的患者和同一个患者的不同患病时期，能够制订最恰当的治疗方案。

与个体化用药相关的基因芯片主要是用于基因表达水平的检测、基因诊断、药物筛选、单核甘酸多态性（SNP）检测等。

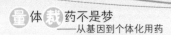

——从基因到个体化用药

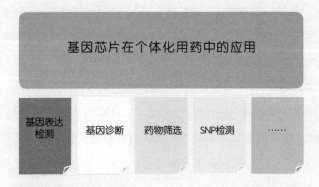

基因表达水平的检测

在基因芯片诞生之前，大部分的研究者仅局限在研究一个或数个基因的表达，这对于复杂的生物系统来说，无异是以管窥天。利用基因芯片，我们可以同时监测上百种甚至上千种基因的表达。

以癌症为例，基因芯片是一个很好的工具，它可以告诉我们癌细胞和一个正常细胞到底有何不同。我们从正常细胞提取编码基因，并用荧光物质染成绿色；同样地，再从癌细胞提取同一段基因后，用荧光物质染成红色，再让这些基因混合在同一芯片上与探针进行杂交反应，正常细胞表达较多的基因呈现绿点，而癌细胞表达较多的基因呈现红点，正常细胞和癌细胞表达相同的基因则呈现黄点。由此可知道哪些基因在癌细胞中大量表达。如果某基因呈现红点，表示在癌细胞中这种基因大量表达。

基因诊断

基因芯片作为一种先进的、大规模、高通量检测技术，应用于疾病诊断，有很多优点，比如灵敏、准确、快速简便并可同时检测多种疾病。

对于高发性的遗传性疾病，如地中海贫血、镰刀状贫血、凝血因子缺乏等，就可以在产前抽取少许羊水，通过使用新孕儿基因缺陷监测芯片，检测出胎儿是否患有遗传性疾病，有助于医生及早采取有效的干预或治疗措施。

药物筛选

大部分药物都是直接或间接地通过修饰、改变人类基因的表达及表达产物的功能而产生作用，而芯片技术具有高通量、大规模、平行性分析基因表达状况的能力，在药物筛选方面具有巨大的优势。用芯片作大规模的筛选研究，可以省略大量的动物实验甚至临床试验，缩短药物筛选所用时间，提高效率，降低风险。基因芯片在筛选药物方面体现的巨大优势，决定它将被广泛应用于21世纪药物筛选研究。

单核甘酸多态性（SNP）的检测与个体化用药

前述所知，临床上药物反应的个体差异主要是由基因决定的。基因芯片使我们能够从数万个基因中找出影响疾病和用药的基因，也可以根据我们的需要，决定对一个患者同时检测多态性基因的数目。将基因芯片技术用于基因突变检测（主要是对SNP检测）具有检测通量高、使用方法简便、分析结果准确可靠等优势。通过破解药物相关基因的密码，我们可以科学地而不是主观臆断下决定某一个体该使用哪种药物，药物的使用量应该为多少，以达到最佳的治疗效果，这样就可以从根本上规避不良反应的发生，而不是事后采取补救措施。

在这里讲述一个临床案例：吴大妈，65岁，近期常感到头晕，总想瞌睡，还感到烦躁，体检结果显示她得了高血压。医生根据经验，给她开了美托洛尔，并交代她每天吃美托洛尔两次，每次25

四 解码基因导向性个体化药物治疗

毫克。按照医生嘱咐，吴大妈连续吃了一段时间美托洛尔，但是却感觉头晕更严重了，并且出现恶心、腹泻的症状。复诊时医生抽取了吴大妈2毫升血液进行检查，交代她隔天来拿结果。隔天，医生根据检测结果交代吴大妈还是继续吃美托洛尔，不过让她每天吃一次，每次吃15毫克。当时吴大妈很怀疑地问医生，继续吃美托洛尔会不会高血压没治好，反而导致出现恶心、腹泻？医生是如何解答吴大妈的疑问呢？医生又是怎样推断可以通过降低剂量来继续控制血压并且减轻这些药物引起的不良反应呢？

我上次头晕吃了美托洛尔，之后感觉头晕更严重了，并且出现恶心、腹泻。

为什么还吃美托洛尔？为什么降了剂量？

这里又得把CYP2D6这个代谢酶拎出来讲一讲了。上一章我们说过CYP2D6是代谢异喹胍的酶，同样，美托洛尔的代谢也是由CYP2D6负责。我们知道，CYP2D6存在基因多态性。在中国人中，CYP2D6最有可能发生的突变是CYP2D6*10。一旦患者的基因发生CYP2D6*10突变，这个酶降解美托洛尔的能力就会下降，跟没有发生突变的患者相比，用同样剂量的美托洛尔，他们体内的美托洛尔浓度会更高。一旦美托洛尔浓度超过安全范围，则有可能引起不良反应。

医生怀疑吴大妈服用常规剂量却出现不良反应是由于CYP2D6

基因突变所致，于是抽取了吴大妈的血液进行基因型检测，发现吴大妈果然发生了CYP2D6*10突变。因此，降低了美托洛尔的使用剂量，这样就可以发挥良好的疗效却又不导致不良反应。但由于该医院使用的基因型检测方法是常规的RFLP法，所以整个方法须8小时才能出结果，这也是医生要隔天才能给吴大妈调整用药方案的原因。

那有没有更快的方法帮助医生实现用药的调整呢？

如果使用"AmpliChip CYP450"（目前专门为个体化用药设计的基因芯片产品）进行基因型分析，则可以在1小时内得到准确的基因型检测结果，2小时内医生可以实现用药方案调整。

"AmpliChip CYP450"可以用于检测CYP2D6的26种基因突变和CYP2C19的2种基因突变。根据检测结果，医生可对那些由CYP2D6和CYP2C19代谢的药物制订因人而异的用药方案。该基因芯片已经被美国食品药品监督管理局（FDA）批准在美国用于临床。

如果在吴大妈确诊为高血压时就用该基因芯片进行CYP2D6基因型分析，再开处方，吴大妈也就不会发生那些不良反应了。

基因芯片在实施基因导向性个体化药物治疗的巨大优势，由此可见一斑。

其实，这个故事里讲到的"高血压"是一种非常复杂的疾病，与高血压用药相关的基因包括：CYP2C9*3、CYP2C19*2、CYP2C19*3、CYP2D6*10、CYP2D6*5、AtlR、ACE、13389、B49，如果将这些具有意义的基因整入芯片，制成针对高血压用药个体化的基因芯片，就能在短时间内迅速得到患者的基因型检测结

四　解码基因导向性个体化药物治疗

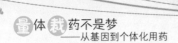
果，医生就能据此决定对患者使用哪种高血压药物，使用何种剂量。目前该基因芯片已由中南大学临床药理研究所研制成功，并正式进入产业化实施阶段。

其他药物的相关基因研究及其应用也大致可以按照上述方案进行。理论上随着药物相关基因研究的深入，绝大多数的疾病和相应的治疗药物都可以制作出相关的基因芯片，指导临床的合理用药。

专家们展望的基因导向性个体化治疗模式是，在不远的将来，抽取少量血液样本，由医院的检验科进行自动化的样品处理，在存储着与疾病诊断、药物代谢以及疗效相关的基因芯片点上样本，经过分子杂交检测，再通过计算机把基因语言翻译成医生能采用的信息，便可对疾病做出准确的诊断和提供用药建议。

听上去有点遥远？其实，我们身边就有基因导向性药物治疗。不信？请接着往下看看。

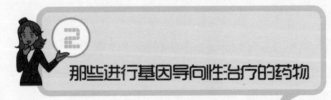

那些进行基因导向性治疗的药物

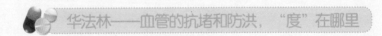

华法林——血管的抗堵和防洪，"度"在哪里

抗堵过头，变成了洪涝？

话说在一座城市里，有一条水管，杂物的堆积使水流很慢，于

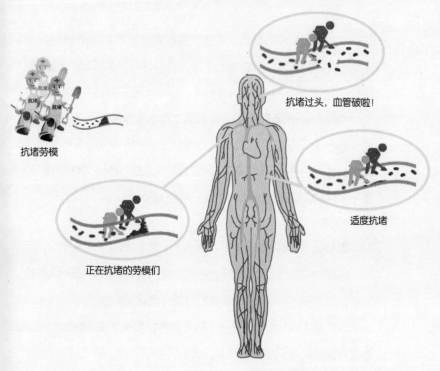

抗堵过头，血管破啦！

抗堵劳模

适度抗堵

正在抗堵的劳模们

是，堵了。这时，一群工人发现了它，动手给它疏通。第一天，工人把堵塞物清走了一部分，水管便重新有了细水；第二天，工人把剩下的杂物又清走了一部分，水流得以增大；第三天，工人把堵塞物全部清空了，水管恢复了昔日全盛状态的水流；第四天，工人们没有杂物可清，但他们又实在害怕水管会重新堵塞，于是开始刮水管内壁的锈；第五天，第六天，第七天……勤劳的工人们过犹不及地防止着水管重新被堵，水管壁越刮越薄，最后破了，水喷涌而出，淹没了一切。

"度"在何处?

如果说我们的身休是一座城市，那么血管就是城市里无数的水

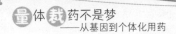

管。假如有一天我们生病，导致某些血管堵塞了，我们应该怎样用药物去疏通？当然，不能重蹈上文"疏通水管"的覆辙。那如何才能知道通到什么程度是最合适的呢，这个"度"究竟在哪？

水管中的杂物量是可以看见的，当水管疏通到一定程度之后便可减少工人数量，只留做日常维护工作的人就可以了。但在血管内，药物并不能智能地识别自己是否过量，是否工作得过犹不及——这时，便需要"人"去减低药物剂量。

怎样适度抗堵又防洪？

血栓——身体在心脏或血管内某一部分因血液成分发生析出、凝集和凝固所形成的固体状物质，它是堵塞血管的元凶。

华法林（Warfarin）——一种有效的抗凝药物，自20世纪40年代上市以来，广泛应用于机械人工瓣术后抗血栓，以及预防和治疗冠心病、肺栓塞和深静脉血栓形成、外周动脉血栓栓塞等疾病；它，就是血管的抗堵工。

华法林凭借其优越的疗效和广泛的适应证，在血管"抗堵"这

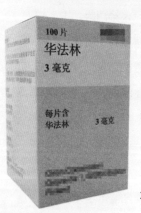

行业上有着无可取代的地位。但问题出现了，人们发现不同人对该药物的反应大相径庭，用一样剂量的药，有人的血栓被治愈了；有人的血管仍堵得慌；还有的人血栓虽然没了，但是抗栓过度血管破裂，华法林还一个劲死活不让血液凝结，结果引起血流不止。

看来，得好好调整一下患者体内这群"抗堵劳模"的数量了。

首先来看看年龄。老年人的血管脆，没事都爱出个小血啥的，用华法林的时候当然得减量了。这血管壁薄得很，抗堵的时候得慢工出细活啊！

再来看看合并症。本身就患有易伴发出血的疾病，如消化性溃疡、卵巢出血之类的患者，也得减量。这类患者无疑是需要高度关注与呵护的，身体里的血管有些地方堵了，有些地方却太汹涌；而偏偏华法林这堆工人不喜欢定点工作，反而成群结队在全身各血管积极游走，不管三七二十一先捅捅再说。这一捅可不得了，捅到血栓倒好，万一不小心捅破了本身已经濒临破裂的血管，坏了，出血，悲剧发生了。所以，对于这类人群，更要周详地通过降低华法林的用药量，让它以和缓温柔的方式在血管里工作，慢慢把血栓清理掉，而不要到处捅娄子。

最重要的，还是要看遗传因素。从前文我们知道，大部分药物由肝脏内的CYP450酶代谢。华法林也属于其中之一，对其起主要代谢作用的，是称为CYP2C9的酶。用药是为了抗堵而已，如果华法林长时间逗留在体内的话，绝对会成为不折不扣的不稳定因素——隔三差五出血可不是好玩的——所以这群酶肩负着把体内华法林清除掉的重要职责。

当我们的基因天书里编码CYP2C9的部分出现变异，身体组装出来的CYP2C9活性便会降低，导致它们对华法林代谢不力。除旧纳新本来是一个平衡的循环过程，但由于此时华法林清除减慢，体内的药物量随着每次用药而累积上升，最终很有可能导致身体抗堵过度而出血不止。为了避免这种情况的发生，对于携带有这类变异信息的患者，华法林的用量就应该相应降低了。

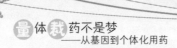

不仅如此，身体里参与凝血过程的一个名叫"维生素K环氧化物还原酶（VKOR）"的蛋白也是遗传因素中须着重考虑的一环。VKOR负责催化凝血因子的生成，在身体的凝血过程起着关键的作用，于是顺理成章地成为抗凝药物的主要靶标之一。华法林瞄准的也是VKOR，它能有效抑制这个蛋白结构中一块特殊区域（VKORC1）的活性，从而阻止血凝，达到抗血栓的目的。因此，如果我们的基因天书存在使VKORC1区域发生变化的遗传信息，华法林就有可能不认得这个改头换面甚至面目全非的靶标，导致VKOR蛋白成功地"避药耳目"得以逃脱，狡猾地催化了凝血反应，结果是，抗栓药效大大降低。相应的，我们要用更高的药量去达到目标的抗血栓效果，这就是所谓的华法林耐受。

上述列举的因素，已经纳入了临床医生给患者用华法林的考虑范围。2007 年8 月17 日，美国食品药品监督管理局（FDA）基于各种研究结果，批准修改华法林的产品说明书，要求标明患者在遗传方面的个体差异可能影响对华法林不同的反应。并建议临床医生，如果患者存在CYP2C9和VKORC1两种基因相关位点的变异，在开具华法林处方时应采用较低的初始剂量以降低出血风险，并通过不断的血药浓度监测对剂量做出适当调整。

也就是说，当一个需要抗血栓的患者就诊时，医生应根据他的年龄、是否患有其他相关疾病以及检测他体内CYP2C9和VKORC1的基因信息来决定剂量，以期最大限度地提高疗效，减低发生出血的风险。但科学家的研究表明，这些因素其实只能解释个体之间华法林疗效差异的50%~60%，其他一些遗传因素、饮食、合用其他药物等也会对这种差异造成影响。因而，随着研究的深入，更多的因素被纳入到华法林个体化治疗这项重大工程中来。

另外，华法林会使患者存在潜在的出血危险性，更有研究显示，亚洲人使用华法林的出血风险比西方人高4倍，这对亚洲各国的医生如何合理地应用华法林提出了更高的挑战。在这个疗效与毒副作用利弊权衡的天平上，风险与回报的理论也得以体现。"度"，始终是拿捏的关键。

血管的抗堵和防洪，仍是一个未完的话题。

延伸阅读

华法林除了由CYP2C9代谢之外，也有CYP3A4、CYP1A2和CYP1A1的参与。但由于CYP2C9起主要代谢作用，一直以来都是研究的热点，迄今已发现14种变异对华法林的清除率有影响。这些位点分别是：CYP2C9*2（430C＞T）、CYP*3（1035A＞C）、CYP*4（1076T＞C）、CYP*5（1080C＞G）、CYP2C9*6（del818A）、CYP2C9*8（449G＞A）、CYP2C9*11（1003C＞T）、CYP*12（1465C＞T）、CYP2C9*13（269T＞C）、CYP2C9*14（374G＞A）、CYP2C9*15（485C＞A）、CYP2C9*16（895A＞G）、CYP*17（1144C＞T）和CYP2C9*19（1362G＞C）。

而与华法林耐受有关的VKORC1基因多态性，已经确定的位点有：47G＞C、85G＞T、106G＞T、112G＞T、121G＞T、129C＞T、134T＞C、172A＞G、196G＞A、203A＞G、292C＞T、358C＞T、83T＞C、383T＞G、452G＞A。

尽管各国的研究人员根据研究结果纷纷尝试利用这些基因突变位点的信息，归纳出指导华法林使用的剂量方程，但是大约有40%的个体差异始终无法完整解释，也制约了这些用药方程在临床上的真正应用。

四 解码基因导向性个体化药物治疗

　　针对如何更合理地应用华法林，在广州中山大学临床药理研究所，研究人员与中山大学附属第一医院心内科合作，开展了为期3年的研究。这项基于汉族人群用药的研究不仅证实了CYP2C9*3、VKORC1 3673G＞A和VKORC1 9041G＞A三个位点的基因型对汉族人群体内华法林药物暴露量的影响，还建立了以CYP2C9、VKORC1、CYP4F2基因多态性为基础的华法林稳定剂量预测方程，使华法林用药个体化的进程向前迈进了充满意义的一步。

硫唑嘌呤——因为TPMT，改了药品说明书

　　2004年7月，硫唑嘌呤的说明书被美国食品药品监督管理局（FDA）批准更改。其更改内容是临床上在使用此药前应先检测TPMT的基因多态性。

　　那么，硫唑嘌呤是起什么作用的药物？FDA为什么要更改它的说明书？TPMT基因多态性又是怎么回事？下面就此一一细说。

硫唑嘌呤为何物？

　　硫唑嘌呤是硫嘌呤类药物（如硫唑嘌呤、6-巯基嘌呤、6-硫鸟嘌呤）之一，是一种免疫抑制剂，可以抑制过强的免疫作用，使免疫系统恢复正常工作。免疫作用过强，会导致很多严重

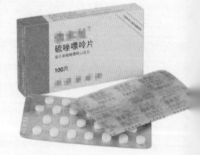

疾病，比如风湿性关节炎、炎症性肠病等。硫嘌呤类药物可以通过抑制核酸和蛋白质的合成，抑制T淋巴细胞来减弱过强的免疫作用，使免疫系统恢复正常工作，从而缓解症状，治愈疾病。

我们先来看看硫唑嘌呤在人体内是如何发挥作用的。

如前所述，人体就像一个复杂的加工厂，而各种代谢酶是各司其职的改造工程师或技术员。硫唑嘌呤进入人体后，胃、肠等车间的技术员1号（谷胱甘肽转移酶GST）即将其加工成为6-巯基嘌呤（6-MP），随后由技术员2号（次黄嘌呤鸟嘌呤磷酸核糖转移酶HPRT）、技术员3号（次黄嘌呤脱氢酶IMPDH）以及其他的技术员将6-MP加工成活力四射的产物6-鸟嘌呤核苷酸（6-TGNs）。6-TGNs发挥了"狠角色"的作用，一路穿山越岭直捣敌营（胸腺、脾），发挥免疫抑制作用。

当然，在加工厂里还有一些专搞破坏的角色，最不可小觑的就是硫嘌呤甲基转移酶（TPMT）和黄嘌呤氧化酶（XO），尤其是TPMT，它不仅对6-MP感兴趣，还对技术员1号（HPRT）加工的产品6-巯基次黄嘌呤单磷酸盐（6-TIMP）感兴趣。TPMT一看到6-MP和6-TIMP就把它俩拉到一边，转化为没活性的6-甲巯基嘌呤（6-MMP）和6-甲巯基嘌呤核苷酸（6-MMPR），而XO一看见6-

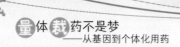

量体药不是梦
——从基因到个体化用药

巯基嘌呤就赶紧把它抢走，转化为没活性的6-硫尿酸（6-TU）。
自然而然地，这两个破坏分子一出现就会使活力十足的6-TGNs的
产量降低，从而影响免疫抑制的效果。

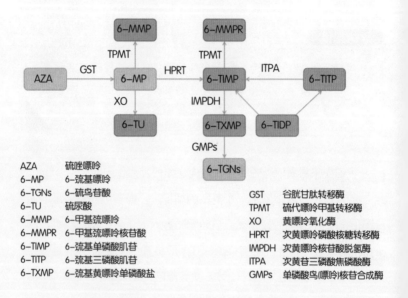

AZA	硫唑嘌呤
6-MP	6-巯基嘌呤
6-TGNs	6-硫鸟苷酸
6-TU	硫尿酸
6-MMP	6-甲基巯嘌呤
6-MMPR	6-甲基巯嘌呤核苷酸
6-TIMP	6-巯基单磷酸肌苷
6-TITP	6-巯基三磷酸肌苷
6-TXMP	6-巯基黄嘌呤单磷酸盐

GST	谷胱甘肽转移酶
TPMT	硫代嘌呤甲基转移酶
XO	黄嘌呤氧化酶
HPRT	次黄嘌呤磷酸核糖转移酶
IMPDH	次黄嘌呤核苷酸脱氢酶
ITPA	次黄苷三磷酸焦磷酸酶
GMPs	单磷酸鸟(嘌呤)核苷合成酶

所以，硫唑嘌呤的疗效和毒副作用不仅受正面角色——
HPRT、IMPDH等酶的影响，而且还受反面角色——TPMT、XO等
酶的干扰。

如果患者基因天书上这些代谢酶TPMT、HPRT、IMPDH、XO
的遗传信息发生了突变，身体组装出来的这些代谢酶活性便会高低
不一，导致它们对硫唑嘌呤的代谢不力或过强，最终导致体内硫唑
嘌呤浓度高低不一，疗效和毒副作用各不相同。

所以，我们就不难理解为什么FDA建议使用此药前先检测
TPMT的基因多态性了。

硫嘌呤药物的基因导向性个体化用药是怎么回事?

目前，对于那些即将使用硫嘌呤药物，或者正在使用硫嘌呤类药物且产生明显毒副作用的患者都须接受TPMT多态性检测。对于即将用药的患者，通过检测，医生可以制订更好的给药方案，避免严重毒副作用的发生；对于正在使用且发生毒副作用的患者，通过检测，医生可据此调整给药剂量，使患者摆脱毒副作用的烦扰。

人群中大约90%的人TPMT基因没有发生突变，他们的TPMT酶活性正常，因此医生给他们常规剂量的药物。而大约10%的人，他们的"基因身份证"上的TPMT基因是突变杂合子，TPMT酶活性有所降低，因此6-TGNs血药浓度明显提高。当6-TGNs过高时会使白细胞减少，损害骨髓，产生毒副作用。所以，医生通常给这类患者降低剂量。

有很小一部分人（约1/300），他们的TPMT基因是突变纯合子，TPMT酶活性非常之低，甚至完全没活性，因此，6-TGNs的血药浓度非常高。此时，医生就不得不给更低剂量的药物甚至改用其他的药物，同时密切观察其身体状况，避免严重不良反应的发生。

如前所述，硫嘌呤药物加工厂里不仅有TPMT，还有GST、HPRT、IMPDH、XO等技术员也左右着硫嘌呤类药物的疗效和不良反应。所以，仅是TPMT基因信息的改变并不能完全解释所有的个体差异现象，其他的技术员的基因突变也可能对此有影响。此外，年龄、性别、饮食等因素也能影响人体对药物的反应。所以，在制订个体化用药方案时，还应综合考虑这些因素的影响。

四 解码基因导向性个体化药物治疗

延伸阅读

　　一直以来，TPMT都是研究的热点，其酶活性的降低或缺失与其等位基因的突变密切相关。决定高TPMT活性的野生型等位基因被称为TPMT*1，中度活性的为杂合子，低酶活性的为突变基因的纯合子。至今为止，已发现11种突变等位基因：TPMT*1、TPMT*2、TPMT*3A、TPMT*3B、TPMT*3C、TPMT*3D、TPMT*4、TPMT*5、TPMT*6、TPMT*7、TPMT*8，其中TPMT*2（G238C）、TPMT*3A（G460A/A719G）、TPPMT*3B（G460A）、TPMT*3C（A719G）是最常见的突变类型。现在临床上主要是对TPMT*3C的基因型进行检测。

　　除了TPMT突变外，还有其他一些影响硫嘌呤药物代谢的变异基因，其中研究比较多的有GST基因上的GSTA1 C-69、GSTM1、GSTT1、GSTP1 I 1e105 Val、GSTP1 + 313G位点；ITPA基因上的ITPA 94C＞A、ITPA IVS2 +A21A＞C 位点以及IMPDH1的P3启动子上的突变位点，但是目前尚未有定论。

　　目前，广州市中山大学药学院临床药理研究所与中山大学附属第一医院消化科正在联合开展硫嘌呤药物治疗炎症性肠病的个体化用药研究，希望通过研究硫嘌呤药物代谢酶的基因多态性来指导其临床合理用药。现阶段已经得到了初步结果，并制订出了个体化用药的剂量预测方程，预计在不久的将来可以应用于临床。

·小·故事

FDA怎么又来此一举?

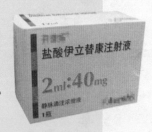

2004年，美国FDA批准更改了硫嘌呤药物的说明书。紧接着，2005年7月，FDA又批准了对伊立替康说明书的修改，建议对葡萄糖醛酸转移酶1A1（UGT1A1）28型的患者减低剂量。

FDA为何又有此一举呢?

在解答这个问题之前，我们先来全面了解一下伊立替康。

伊立替康（Irinotecan，CPT-11），是DNA拓扑异构酶Ⅰ抑制剂。主要用于治疗成人晚期/转移性大肠癌，也可用于小细胞和非小细胞肺癌及宫颈癌等。在治疗大肠癌时，它可不是单枪匹马上阵，而是通常与5-氟尿嘧啶、亚叶酸钙一起使用。

伊立替康是治疗癌症的药物，其产生的毒副作用同样不可小觑。它主要产生中性粒细胞减少症及迟发性腹泻，前者就不用多说了，就连后者在严重起来也可致命! 所以，使用伊立替康可不能掉以轻心。

精细解读——伊立替康的代谢是怎样进行的

了解了伊立替康的治疗作用和不良反应后，我们再来看看它在人体内是如何代谢的。

伊立替康进入人体后就像一个刚入伍的新兵，在经历了严厉的1号教练——羧酸酯酶（CES）魔鬼式的训练之后，脱胎换骨成长为一名英勇无敌的战士——伊立替康的活性代谢产物（7-

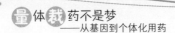

量体裁药不是梦
——从基因到个体化用药

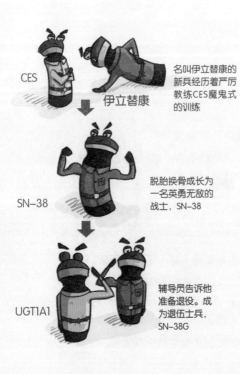

CES

伊立替康

名叫伊立替康的新兵经历着严厉教练CES魔鬼式的训练

SN-38

脱胎换骨成长为一名英勇无敌的战士，SN-38

UGT1A1

辅导员告诉他准备退役。成为退伍士兵，SN-38G

乙基-10-羟基喜树碱，即SN-38）。训练结束后他马不停蹄奔赴前线阵地，阻止拓扑异构酶I横行霸道，他破坏了敌营的单链DNA，从而阻止DNA链的重新组装，最终导致敌营完全瘫痪——DNA双链的断裂及细胞死亡。完成任务后，和蔼的辅导员2号——葡萄糖醛酸转移酶1A1（UGT1A1酶）出现了，他告诉SN-38退役时间到了，拉他离开战场。这样，他一下子就变成了退伍士兵——没有活性的葡萄糖醛酸化SN-38（SN-38G），随后被拉出战场（排出体外）。

刨根究底——原来都是UGT惹的祸

辅导员2号（UGT1A1酶）看似是个小小的角色，但它却发挥着重要的作用。在体内，UGT1A1酶的根源UGT1A1基因会发生突变（尤其是UGT1A1*28），从而导致UGT1A1酶活性降低。这时辅导员2号（UGT1A1酶）就变得很"碌碌无为"了——他控制不了杀敌杀红了眼的猛将（SN-38），不能让他乖乖退役，不能让他转变为一个退伍士兵（SN-38G），从而导致猛将（SN-38）恋战沙场（在体内蓄积，最终产生严重的毒副作用）。

124

特别关注——伊立替康的基因导向性个体化用药是咋回事

现在，知道了伊立替康在体内的代谢，也知道了辅导员2号（UGT1A1酶）的关键作用，那么不难想象，如果患者的UGT1A1基因突变导致UGT1A1酶活性降低，而医生却给予和UGT1A1酶活性正常患者一样剂量的伊立替康，这个UGT1A1基因突变患者得到的，将会是非常可怕的毒副作用。

对于UGT1A1基因没有发生突变的，也就是酶活性正常的患者，给予正常剂量的伊立替康，发生严重的副作用的几率很低；对于UGT1A1基因突变杂合子，也就是酶活性稍低于正常的患者，给予正常剂量的伊立替康，有可能会发生严重的副作用，但几率不是很高；而对于UGT1A1基因突变纯合子，即UGT1A1酶活性很低的患者，情况就大不一样了：给予正常剂量的伊立替康时，因为伊立替康在体内不能被正常清除掉，导致活性代谢产物SN-38在体内大量蓄积，从而引起严重的毒副作用。

所以，现在我们就可以使用基因解码器检测UGT1A1基因是否发生突变（尤其是28变种），推测患者UGT1A1酶活性的高低，以此来确定和调整患者的给药剂量，从而做到拿着UGT1A1的基因信息来"裁"伊立替康的药量——初步实现基因导向的伊立替康个体化用药，避免严重的毒副作用，提高用药安全性和有效性。

由此看来，FDA修改伊立替康说明书可并非多此一举，而是有重大意义的事情！

延伸阅读

在UGT基因家族中UGT1A1研究得最多，其含有30多个基因变异体，其中很多可影响酶的功能和分布。UGT1A1中的一个变异就发生在启动子区TATA序列，具有不同的TA重复次数，其野生型（UGT1A1*1）有6次TA重复。3个变异等位基因分别有5、7、8次TA重复。7次TA重复（UGT1A1*28）的多态现象很常见，是具有TA 7的纯合基因型，在北美人群中发生概率约10%，汉族人群中TA 7纯合发生率为0.8%。TA 5和TA 8变异体不常见，TATA序列中TA重复次数增加将导致UGT1A1活性下降和对伊立替康解毒能力的减弱。目前临床上对UGT1A1检测的基因型主要是UGT1A1*28。

 他克莫司——吃多吃少，CYP3A5话你知

过去愁煞，如今轻松——他克莫司用药

2010年3月，在广州市中山大学附属第一医院肾友会上，肾移植科王教授为在该院进行肾移植手术的新旧病友举行了一场名为"过去愁煞，如今轻松——他克莫司用药"的讲座。王教授介绍到："在以前，我们真是拿他克莫司没办法，其他很多药物都可以按体重给药，但是他克莫司不行，体重轻的人所需药量反而高于体重重的人，这种情况经常出现。因此，我们非常苦恼，无法判断患者所需药量的高低，从开始给药，到血药浓度监测结果出来的这段时间内，我们都会非常紧张，生怕用药量太低或者太高了。但是，现在有了制胜法宝——CYP3A5基因检测，我们就知道该给谁多些药该给谁少些药，比以前轻松了不少……"

这是中山大学附属第一医院肾移植科与中山大学临床药理研究所合作的成果，具体做法是：在患者使用他克莫司前先检测CYP3A5基因型，快代谢型患者他克莫司的用药剂量为0.1mg/kg，慢代谢型患者用药剂量是快代谢型患者的一半则为0.05mg/kg。截至目前，已有接近100列的肾移植患者采用这个方案给药。与以往给药方案相比，患者他克莫司浓度在治疗窗以内的比例大大提高，排斥反应发生率和其他不良反应发生率则显著降低。

看了这个故事，也许大家会问：他克莫司是什么药？CYP3A5基因检测为什么是制胜法宝呢？在解答这两个问题之前，让我们先来了解一下器官移植是怎么一回事。

人也可以换"零件"——器官移植

人的身体就如同一台结构精密的机器，由各种各样的"零件"——器官组成，各个器官各自发挥作用，以维持人体各项生理机能。我们都知道，当机器零件出现故障时须进行修理，人体也一样，当器官出现病变时，就须通过药物或手术治疗，使其恢复正常功能。当零件报废，简单的修理已无济于事，只有更换新的零件，机器才可以恢复正常运转。当我们的器官丧失工作能力时，能否像更换零件一样更换器官呢？这在20世纪以前一直是人类的梦想。1954年，美国波士顿的医学家哈特韦尔·哈里森和约瑟夫·默里成功地将一对孪生兄弟中弟弟健康的肾脏转植到患有肾衰竭的哥哥体内，人们更换器官的梦想得以实现。这就是器官移植技术。

时至今日，人类已几乎把所有器官搬家搬了个遍。

"救命恩人"当贼办——排斥反应

通过移植手术将健康的器官安置于患者体内后，它是否就能平安无事地在新的环境中存活，正常地发挥功能呢？事实上，初来乍到的移植器官此刻正面临着一场危机，而这场危机有可能导致移植手术前功尽弃。

人体有一套非常完善的防卫系统——免疫系统，这个防卫系统里有庞大而高效的军队——免疫细胞，军队中的每个卫士都各司其职，替我们的身体做好防御外敌入侵的工作。当外来物如细菌、病毒等侵袭我们的身体时，这群忠诚的卫士就会全副武装，将外敌打得落花流水。正常情况下，这是一种保护机制。然而，这群卫士的忠诚带着愚昧（也就是俗称的愚忠），它们认为只要是外来的东西都是敌人，都要将之消灭，就算这个外来物是"救命恩人"——移植器官，它们也会毫不留情面对其发起攻击，这就产生了排斥反应。在这样的重重围剿下，移植器官就会受到损伤，严重时会丧失功能，甚至危及生命。

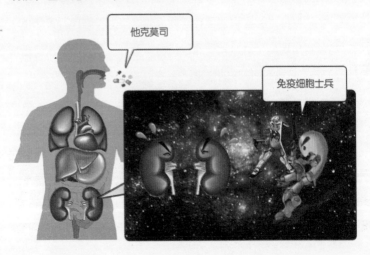

他克莫司

免疫细胞士兵

化解危机的"救世者"——他克莫司

如何才能拯救处于危难中的移植器官呢？聪明的科学家有了办法：既然排斥反应无法避免，那就让免疫细胞的战斗力降下来，使排斥反应降到最低。这时，专用于降低免疫细胞战斗力的免疫抑制剂应运而生。

免疫抑制剂，顾名思义，就是用于抑制我们免疫系统的药物。而我们这里要介绍的他克莫司，就是免疫抑制剂家族中年轻

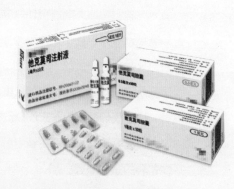

而有活力的一员。那么，他克莫司怎样降低免疫系统的防卫呢？前面提到的那帮抵御外敌格杀勿论的勇士，其实是我们的淋巴细胞。别看外敌一来它们马上群起而攻之，平时它们却都是沉睡的。沉睡的它们如何知道外敌进入体内呢？这主要是通过一个岗哨——淋巴因子来实现。当有外来物质侵入体内，淋巴因子便吹响号角，唤醒所有的淋巴细胞，指挥它们向外来物进攻。而他克莫司之所以能够让免疫系统战斗力下降，就在于它驯服了这些淋巴因子，为移植器官保驾护航，使其得以在身体内安居。

"救世者"也让人忧——CYP3A5在捣鬼

然而，他克莫司在使用过程中也会出现前面提到的问题：个体差异非常大。一般情况下，他克莫司是根据体重给药，体重大的给多些药，而体重小的则给少些药。然而，在使用同一体重剂量的情况下，有的人药效刚刚好，既不会发生排斥反应，又不会出现不良

四　解码基因导向性个体化药物治疗

129

反应；有的人却会由于药力不足而出现排斥反应；而有的人则会因为药力过强而导致免疫力下降从而引起感染等不良反应。由此可见，常规的按体重给药对于他克莫司并不适用。为弥补这一不足，临床上须密切监测血液中他克莫司的浓度，看到它低了，就赶紧增加剂量；看到它高了，又赶紧减少剂量。但如前所述，血药浓度监测也只是严重滞后的"马后炮"，在患者使用他克莫司之前，我们还是无法预知它在血液中的浓度，无法决定是给多些还是少些。

难道我们就真的拿它没办法了？

相信看过前面内容的读者都知道，遗传因素是造成药物反应个体差异的重要原因。那么，他克莫司反应个体差异是否也由遗传因素决定呢？接下来就让我们来看一下他克莫司在体内的过程。

肝脏是他克莫司的主要代谢场所，居住在肝脏的药物代谢酶CYP3A5是他克莫司的主要改造器。当这个改造器功能正常时，他克莫司被改造得快，残留在体内的量较少，表现为血药浓度较低、药效较弱；反之，当这个改造器功能出现异常时，他克莫司被改造得慢，残留在体内的量较多，血药浓度较高，药效较强。说到这里，大家应该能推测出到底是什么导致他克莫司反应的个体差异了吧？没错，正是个体间CYP3A5——这个他克莫司改造器活性的差别造成了这一棘手的问题。

那么，又是什么原因造成了CYP3A5活性的个体差异呢？

研究发现，正是由于我们的基因天书里编码CYP3A5的部分出现变异从而导致不同个体间CYP3A5活性存在差异。当CYP3A5基因没出现变异时，编码出来的CYP3A5功能正常，能较快地代谢他克莫司，使之在血液中的浓度较低，我们称这种类型为快代谢型

（EM）；当两个等位基因中的其中一个出现了变异，其编码出的CYP3A5仍保持正常的功能，也属于快代谢型；然而，当两个等位基因都出现了变异，其编码出的CYP3A5则丧失了原有的功能，无法正常代谢他克莫司，使之在血液中浓度较高，我们称这种类型为慢代谢型（PM）。据统计，在使用同一体重剂量的情况下，快代谢型的患者血液中他克莫司浓度仅为慢代谢型的患者的一半；换而言之，要达到同样的血药浓度，快代谢型的患者所需的他克莫司剂量将是慢代谢型的患者的2倍。

"捣蛋鬼"变制胜法宝——CYP3A5导向的他克莫司个体化用药

现在我们都知道了，他克莫司的个体差异是由CYP3A5基因多态性造成的，它的确就是那个让人闹心的"捣蛋鬼"，但是医生为什么又说它是制胜法宝呢？

你猜对了，那就是它可以告诉我们谁是快代谢型和谁是慢代谢型，有了它，医生在确定他克莫司给药剂量时就有据可依了。

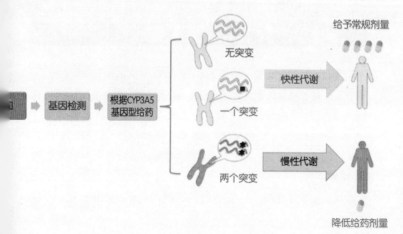

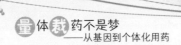

医生有了CYP3A5基因型这一依据，给药就更加科学：快代谢型的患者适当给多些药，而慢代谢型的患者适当给少些药，大大降低了快代谢型患者他克莫司浓度过低和慢代谢型患者浓度过高的风险，这无论是对患者还是医生来说都是一个福音。正所谓，医生给药给得放心，患者用药用得安心！

延伸阅读

　　CYP3A5活性的差异主要是由位于CYP3A5基因3号内含子中的一个突变（CYP3A5*3，6986A＞G）造成的。在正常情况下，该位置的碱基为A，当两个等位基因中至少一个为A时，都能编码出正常功能的CYP3A5，然而当两个等位基因都为G时，所编码出的CYP3A5则丧失了正常功能。此外，他克莫司也是药物转运体P-糖蛋白（P-gp）的底物，而编码P-gp的基因也是具有多态性的，其中研究最多的是分别位于12、21及26号外显子的1236C＞T、2677G＞T/A及3435C＞T，但是目前有关P-gp基因多态性与他克莫司药动学的相关性暂未有定论。

科技小·档案

　　聚合酶链式反应——全称Polymerase Chain Reaction，简称PCR，是指在DNA聚合酶催化下，以母链DNA为模板，以特定引物为延伸起点，通过反复相同的步骤（变性、退火、延伸），在体外复制出与母链模板DNA互补的子链DNA的过程。

　　探针——是指一小段DNA或RNA片段，用于检测与其互补的核苷酸序列。

　　DNA杂交反应——互补的核苷酸序列通过Walson-Crick碱

基配对形成稳定的杂合双链DNA分子的过程称为杂交。杂交过程是高度特异性的，可以根据所使用的探针（已知序列）进行特异性的靶序列检测。而如何确定是否有杂交？这就须在待测DNA上或者探针上进行标记（荧光的、放射性的、生物的等等），通过检测标记信号确定杂交情况。

免疫抑制剂——一类通过抑制细胞及体液免疫反应，而使组织损伤得以减轻的化学或生物物质。其具有免疫抑制作用，可抑制机体异常的免疫反应，目前广泛应用于器官移植抗排斥反应和自身免疫性疾病的治疗。通俗来讲，它们就是一类能够买通体内的免疫系统的药物，能够减弱甚至制止免疫系统对外来物的攻击。

五 基因导向的个体化药物治疗不是梦

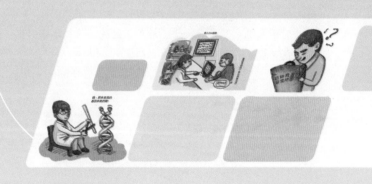

小·故事

人类因梦想而伟大

有一则关于梦想的小故事：一百多年前，一位贫穷的父亲领着两个年幼的儿子，以替别人牧羊来维持生计。

一天，他们赶着羊来到一个山坡。这时，一群大雁鸣叫着从他们的头顶飞过，并很快消失在远方的天空。

牧羊人的小儿子问他的父亲："大雁要飞往哪里？"

"他们要去一个温暖的地方，在那里度过寒冷的冬天。"牧羊人说。

他的大儿子眨着眼睛羡慕地说："要是我们也能像大雁一样飞起来就好了。"

小儿子也对父亲说："做只会飞的大雁多好啊！那样就不用放羊了，可以飞到自己想去的地方。"

牧羊人沉默了一下，然后对儿子们说："只要你们想，你们也能飞起来。"

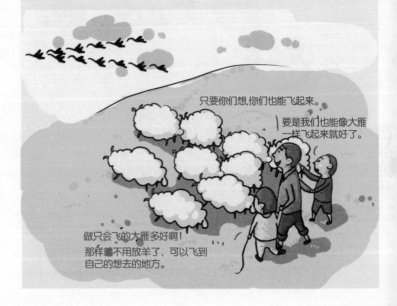

只要你们想，你们也能飞起来。

要是我们也能像大雁一样飞起来就好了。

做只会飞的大雁多好啊！那样就不用放羊了，可以飞到自己的想去的地方。

儿子们牢牢记住了父亲的话。

后来，他们发明了飞机。

他们就是美国的莱特兄弟。

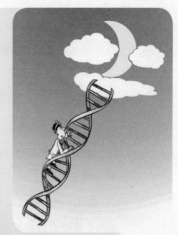

牧羊人用他的智慧为儿子们点燃了一个梦想的火把，凭着这伟大的梦想，他们最终成为世界上最早飞起来的人。莱特兄弟的梦想，开创了人类飞行的先河。

人类因梦想而进步，因梦想而伟大。

人类共有的梦想更是让人心驰神往而百折不挠，自盘古开天以来，就始终没有断绝过。从上古的嫦娥奔月，到明朝万户飞天的壮举，到1969年阿姆斯特朗漫步月球；从更古老的神农尝百草，到明朝李时珍《本草纲目》的大成，到1928年弗莱明发现青霉素，到1953年沃森和克里克发现DNA双螺旋结构，到2003年人类基因组序列图绘制成功……

上下几千年，人类不断实现和超越一个又一个的梦想。

而基因导向性个体化药物治疗，这个21世纪人类共有的梦想，离我们还有多远呢？

我们已走了多远

1953年，沃森和克里克第一次提出了DNA的双螺旋结构理论，为分子生物学研究奠定了基础。而54年后，2007年，基因研究的

五　基因导向的个体化药物治疗不是梦

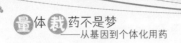

开山鼻祖之———沃森，成为人类史上拥有个人基因组图谱的第一人。那两张记录着他全部个人基因信息的光盘，耗时两年，花费两百万美元，开创了人类基因组图谱个体化的先河，同时给我们展示了一个当所有的遗传密码都被破译了之后美好的远景：

让我们设想一下，在不远的将来，就在2020年，每个人都拥有一张独一无二的基因身份证。52岁的林女士也有一张，并且早在2012年，她就通过读取自己基因身份证上的遗传信息，被医生确定有5个能使心脏病风险增加6倍的基因突变。医生根据她的营养代谢特征合理安排膳食，调整生活习惯，并按照她的药物代谢酶基因多态性选择了合适的应对药物。但在某日慢跑时，林女士仍然产生了胸痛的症状，就医诊断时通过她基因身份证里的生物标记，发现她心肌没有损伤，但冠状动脉产生了新生的斑块。医生随即根据她的药物疗效与不良反应相关基因，给予了针对性的靶向抗炎药和靶向血液稀释药进行治疗。很快，检查结果显示，新生的斑块生长停止了——真是解铃还需系铃人！基因注定你要得的病，最终还需要基因作为指导来进行治疗。

而在未来，方方面面林林总总的疾病，也许都有这么一个模式，基因身份证作为我们身体的说明书，提醒我们有哪些危险要防护规避，得了病用哪些药物治疗能有满意的疗效，一种药我们要用多少才能事半功倍……

听上去真的很美好，仿佛只要我们把所有人的基因组图谱记录下来，我们就可以实现这突破性的胜利。

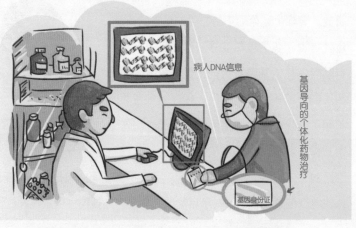

病人DNA信息

基因导向的个体化药物治疗

基因身份证

拿着我们的基因身份证进行基因导向的个体化药物治疗

　　从基因，到基因组，到具体又实在的药物相关基因信息，一个又一个的里程碑树立了起来；从药物代谢酶，到药物转运体，到药物受体，各种族各位点的基因多态性被翻了个遍；从硫嘌呤药物，到伊立替康，到华法林，到诸如此类琳琅满目的各类药物，一份份说明书加入基因信息，一篇篇研究论文纷纷发表，一个个用药预测方程纷纷建立。

　　然而，在临床上真正实现基因导向性个体化治疗的药物，又有几个？张开双手，也许十个指头就能数完。我们好像已拥有了足够的理论，可是每次抬起脚，却总是举步维艰！每次觉得这美好的情景近在眼前了，可实际上还是远在天边。——梦想的路，怎么总是那么的遥远？

　　是啊，实际上，除开目前绘制基因组信息的技术、成本和时耗不谈——相信随着科技的发展这个问题很快能被高效低成本的新技

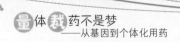

术解决——我们对于每个基因位点功能和机制的
研究，实际上远落后于将它绘制出来的速度。
也就是说，我们虽然能够制作出每个人所
有基因信息的基因身份证，但里面关键性
用于制订给药方案的基因，现在很多还并
不明了。没有了这些基因的功能和机制作
为支撑，我们就像是拿了一张巨大的巨细

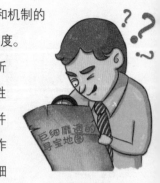

靡遗的寻宝地图，唯一只知道宝藏就在地图上面，但是却没有更具
体的地点信息，就如没有了目的地，那我们又该何去何从呢？

当药物相关基因多态性被翻了个遍

　　当你以任意一种药物代谢酶为关键词，在互联网或者各种学术
搜索引擎中搜索它的基因多态性，那么很快你将被浩如烟海的研究
信息淹没。的确，人们已经差不多把各种族的药物代谢酶翻了个
遍，翻尽了其可能存在的基因多态性。

　　Ⅰ相代谢酶里成员众多的CYP450家族，其中对于药物代谢和
疾病治疗有着非常重要意义的CYP3A4、CYP2D6、CYP2C19、
CYP1A2、CYP2E，它们的基因多态性被研究得相当透彻：CYP3A4
被翻出近20种不同的基因突变；CYP2D6被翻出超过70种基因突
变；CYP2C19也已确定至少6种有缺陷的基因突变。

　　Ⅱ相代谢酶如硫嘌呤甲基转移酶（TPMT）、N-乙酰基转移酶
（NAT）、谷胱甘肽S-转移酶（GST），也被扒了个底朝天：已发
现TPMT至少有4种突变的等位基因；NAT1的多态性至少有17种；

而NAT2的多态性可导致两种代谢类型，即快乙酰化型和慢乙酰化型……诸如此类，人类不断在代谢酶相关基因领域插上旗帜。甚至连药物转运体、药物受体以及一些其他的药物靶标的遗传多态性，都被不同程度地研究过。

药物转运体也是一个非常庞大的家族，绝大部分成员都有着至少一种基因多态性，有的甚至达到了数十种。例如，负责表达P-糖蛋白的MDR1基因，就存在着至少3种会对药物转运产生影响的基因突变。

除此之外，疾病的致病基因多态性、药物的靶点和受体的基因多态性，也因对药物疗效常常存在着一定的影响而被广泛研究。

在药物相关基因多态性的探索中，人类仍在不遗余力地拓宽自己的征服领域，将越来越多新的与药物疗效相关的基因多态性在地图上

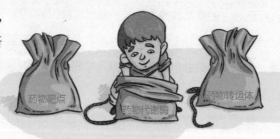

标识出来，为个体化用药奠定基础。

药物相关基因的多态性似乎都被翻了个底朝天了，那接下来呢？

医生当裁缝，"谈何"？容易吗

如果上面种种研究进展是科学家为人类实现个体化用药准备的

布匹、卷尺和剪刀，那么真正的重头戏，其实还在于医生用这些工具为你"量体裁药"的过程。

既然是量体裁药，首先就要量体——这要求医生不仅要正确诊断病情，还要对症下药。随着科学的发展，这个"症"，早已不是按照以往传统的标准笼统划分。如今普遍认为，任何主要的临床诊断，比如说糖尿病、心脏病或癌症，都是由一些在发病机制上或多或少存在差异的疾病亚型组成，即细分后的临床病症。

当然，借助如今越来越先进的诊疗手段，对于疾病的判定也越来越迅速准确。但是，即使确定了患者的病情，如何精确地对症下药，并非易事。因为要针对各种不同的疾病亚型，灵活地根据患者的病情和基因信息，在大量各种类型的治疗药物中，选中最合适的治疗药物，的确是件技术活——就好比我们的裁缝不仅要量我们高矮胖瘦的基本尺寸来确定衣服的基本大小，甚至连脖子、肩颈、手腕、脚踝、小腿各个细节部位的尺寸都要量一量，以保证衣服与身体的进一步完美贴合。

量完了体，如何精确裁衣，做出合身又好看的衣服，同样非常重要。即使我们已经根据疾病的具体类型，选定了最为合适的药物进行治疗，但这种药具体该用多少，怎么样用药才是既安全又有效？——这更是医生和患者在治疗过程中非常关心的问题。

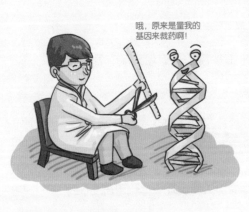

哦，原来是量我的基因来裁药啊！

如前所述，不同人或不同

142

种族之间的药物相关基因，存在着广泛的多态性。这些各种各样相关基因的多态性，直接增加了医生进行个体化用药的难度。而即使医生完全掌握了患者的一切信息，包括体重、合并症、药物代谢酶、药物靶点、致病基因、相关基本多态性等，想要进行"量体裁衣"式的给药，仍然是困难的。

因为在药物治疗的过程中，对于药物疗效和安全性，影响因素往往并不单一，究竟哪个是决定因素？在多个因素影响的时候，每个因素对于最终疗效的影响有多大？当我们将所有因素都综合考虑的时候，治疗效果和安全性是否真的会如预期一般？当有另一个药或是另几个药与这个药同时应用时，它们对于这个药物会产生怎样的影响？

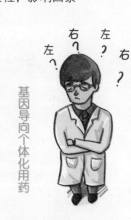

同时，对于药物治疗，量体裁药的最终目的是要达到最好的疗效并保证用药安全。但有时，兼顾有效性和安全性似乎是"忠孝不能两全"的事。有的基因突变和疗效有关，有的则和药物的不良反应直接相关，如何在各个因素中寻求一个平衡，达到互利共赢，保证药物治疗既安全又有效？这显然有待药物基因组学进一步的研究来给我们一个满意的答案。

而在个体化用药的过程中，在医生和患者之间，还有一个不可忽视的问题，有时候也会让医生陷入两难的境地，那就是伦理问题。我们的个体化用药不可能只关心基因信息在健康方面的应用而忽略它对于伦理、社会和法律方面的影响。

个体化用药是不断发展的过程，在一个给药方案还没有经过大量的临床实践证实其百分之百成熟时，仍然存在一定风险。在对患者进行个体化用药的过程中，基因样本获取、基因型检测，乃至对其进行个体化给药，都要在知情和自愿的条件下才能实施。但实际情况却复杂得多。作为医生有责任为患者选择一个更为安全有效的治疗方案，而作为患者由于对新事物的恐惧和保守思想却常常不愿接受。当两者发生矛盾的时候，该如何解决才能兼顾医学和伦理呢？这，仍然是个有争议的话题。

在过去20年间，我们已在药物代谢酶、转运体和受体基因多态性与药物疗效或不良反应个体差异的关系方面进行了大量研究，并获取了海量信息。而今后5~10年的重点是将前期的成果整理和深化，寻找有价值的遗传信息为临床药物的个体化应用做参考。对于部分药物而言，可能只需要一两个关键基因的少数基因多态性就可以预测药物的疗效或不良反应；而其余大部分药物，则可能涉及较多基因和庞大数目的基因多态性信息，这也是未来工作面临的主要挑战。

此外，药物基因组学的发展显然需要多学科的交叉和合作。除了人类基因组的DNA序列资料以外，尚需药理学、毒理学、生物信息学和基因组学的参与。因为药物基因组学本来就是药物遗传学与基因组学融合而成的新兴学科，它的进

标准检验流程
Standard Procedure

了解基因检验
申请基因检验
签署知情同意书
采集样本（口腔黏膜/唾液）
这是您要做的

提取、纯化人体基因组
基因检测
专家系统解读
遗传信息检验报告
这是我们要做的

医患双方配合进行基因型检测的流程

一步发展和完善，需要新的科学技术不断推动。

而真正兼顾有效和安全的个体化药物治疗想要实现，还需要各方面的努力。不仅需要科学家进一步努力探索疾病发生的机制，以及各种药物相关基因的功能及多态性；需要医生量体裁药，正确诊断疾病，根据患者的遗传和非遗传信息选择合适药物和最佳剂量；须患者更加自愿地配合进行基因型的检测；同时需要对药物安全性有充分理解的临床药师，来提醒患者避免不必要的食物、药物相互作用而造成的不良反应；还须在广大群众中进一步普及合理用药的相关知识。

尽管前路充满困难和挑战，我们仍然坚信在不远的将来，我们的给药方案能够真正做到因人而异，彻底推动传统的"千人一药、千人一量"的用药模式向"因人用药、量体裁衣"新模式的转变，以达到最佳的疗效和最少的不良反应。而随着药物治疗模式的改变，以基因为导向的个体化药物治疗将进入一个崭新的时代。

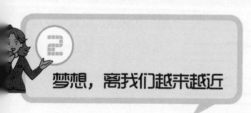

梦想，离我们越来越近

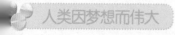

人类因梦想而伟大

每个人都有自己的梦想，正是有了这各式各样的梦想，人类才变得丰富多彩，从而推动人类文明的进步与发展。

基因导向的个体化药物治疗正是我们人类的又一大梦想。

从有医药开始，人类就梦想着能"量体裁药"：孙思邈认为"凡用药，皆随土地所宜"，但即使"随土地所宜"，同一地带的病患仍有着巨大的个体差异；后来，我们有了治疗药物监测，但是仍然不能在治疗之初就实现个体化用药；直至，发现了导致个体差异的根本：我们精细的基因信息，同时结合越来越低成本高效率的DNA测序技术——至此，"量体裁药"不再遥远。

要实现大梦想必定要经历大磨难，无论是荆棘遍地，或是惊涛骇浪，我们都已准备好迎接所有的挑战，披荆斩棘一步一个脚印地战胜它们，最终在梦想的领地插上我们胜利的旗帜。

看完下面这几则消息，你一定能感受到基因导向的个体化药物治疗，正迈步朝我们走来。

1999年4月19日，美国《华尔街日报》头版（如下图所示）题为"开创个体化药物治疗新纪元——依据个体基因型确定药物和剂量"的报道，敏锐地向世界提出了基因导向性个体化药物治疗新时代的到来。

2005年3月22日，美国食品与药品管理局（FDA）颁布了面向制药企业的"药物基因组学资料呈递（Pharmacogenomic Data

Submissions）指南"。该指南旨在敦促制药企业在提交新药申请时，依据具体情况必须或自愿提供该药物的药物基因组学资料，其目的是推进更有效的新型"个体化用药"进程，最终达到视"每个人的遗传学信息"而用药，使患者在获得最大药物疗效的同时，面临最少的药物不良反应风险。FDA颁布的新指南无疑吹响了人类向"以药物基因组学为基础的个体化用药"（基因导向的个体化药物治疗）进军的号角。

实现个性化药物治疗的关键

实现基因导向的个体化药物治疗，获得每个人精细的基因组学信息是关键。从2000—2010年这10年间，在基因组学发展领域里所取得的成就是惊人的，这10年里的发展速度是令人震惊的。而DNA测序在技术和成本控制的重大突破，使2009年的测序费用比1999年大幅度减少，耗资30亿美元才能解读一份基因天书的景象已成为过去。哈佛大学遗传学家乔治·切奇表示，过去4~5年间，DNA测序的成本以每年缩小90%的速度降低。而众多致力于基因测序研究的前沿公司表示，将在2013年前将个人基因组测序成本压缩到1 000美元以下，而测序所需时间则可缩短至十几分钟。个体基因组测序将迎来它的全盛时代。

可以预见，5~10年后，以低成本让每个人拥有一张基因身份证不是梦。同样地，拿着我们的基因身份证看病用药实现真正的个体化药物治疗也不是梦。

不是吗，稍稍环顾一下我们广州，就有不少振奋人心的喜人进展：越来越多的基因在我们的个体化治疗中大展身手，从TPMT、UGT1A1到CYP3A5，使得原本让医生和患者捉摸不定的硫唑嘌呤、华法林、他克莫司等药物的个体化治疗，从中山大学临床药理研究所到中山大学附属第一医院，从实验室研究到临床应用，一步一步向我们走近。

"不登高山，不知天之高也；不临深谷，不知地之厚也！"不察基因，不知人之本也。从核酸到DNA，从基因到蛋白质，人类

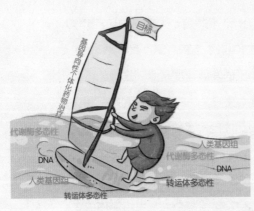

对自己的认识不断深入。今天的我们，刚刚和生命最初的源头开始了紧密的接触，便有了惊喜的进展：2003年人类基因组序列图绘制成功；陆续发现许多困扰人类千百年的疾病相关基因；越来越多的药物代谢酶、转运体、受体多态性被透彻研究；更安全、有效的基因药物开始面世；更安全、有效、经济的基因导向性个体化药物治疗在临床方面迈开了步伐……

"长风破浪会有时"，我们有充分的理由坚信：基因时代的量体裁药绝不是一个空想；"基因导向性个体化药物治疗"这个美丽的梦想，正朝气蓬勃地向我们走来，而我们离它——也越来越近！越来越近！